膳食类黄酮与肠道健康

张 强 编著

Dietary Flavonoids and Intestinal Health

U0300933

 化学工业出版社

·北京·

内容简介

类黄酮，即黄酮类化合物，泛指两个苯环通过三个碳原子相互连接而成的一系列化合物的总称。本书包括绪论，类黄酮的消化、吸收、代谢与利用，类黄酮的毒性与安全性，类黄酮与食物成分的相互作用，类黄酮与肠道药物的吸收与代谢，类黄酮与肠道屏障功能，类黄酮与肠道炎症及免疫，类黄酮与肠道微生态，类黄酮与肠道肿瘤等方面的内容。从不同的研究角度，结合作者在膳食类黄酮生物功能方面的多年研究经验，叙述膳食类黄酮对人体肠道健康的促进作用和分子机制。内容翔实，梳理细致。本书适合从事食品健康工程相关研究人员阅读参考。

图书在版编目（CIP）数据

膳食类黄酮与肠道健康 / 张强编著 . —北京：化学工业出版社，2022.10（2024.4 重印）
ISBN 978-7-122-42440-2

Ⅰ.①膳… Ⅱ.①张… Ⅲ.①黄酮类化合物 - 关系 - 肠 - 保健 - 研究 Ⅳ.① R574

中国版本图书馆 CIP 数据核字（2022）第 197721 号

责任编辑：戴小玲　　　　　　　　　　　　文字编辑：张熙然　陈小滔
责任校对：宋　夏　　　　　　　　　　　　装帧设计：张　辉

出版发行：化学工业出版社（北京市东城区青年湖南街 13 号　邮政编码 100011）
印　　装：北京科印技术咨询服务有限公司数码印刷分部
710mm×1000mm　1/16　印张 10½　字数 177 千字　2024 年 4 月北京第 1 版第 2 次印刷

购书咨询：010-64518888　　　　　　　　售后服务：010-64518899
网　　址：http://www.cip.com.cn

定　　价：68.00元　　　　　　　　　　　　　　　　版权所有　违者必究

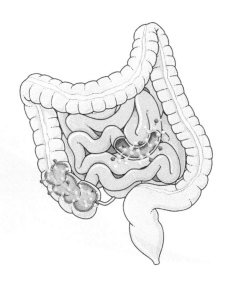

前　言

　　类黄酮（也称黄酮类化合物）是植物性食物中含量极为丰富的生物活性物质，对人体健康、防治疾病具有独特的作用和功效。因此，膳食类黄酮与人体健康之间的内在关系，一直是科学界研究的热点，众多令人兴奋的研究发现不断拓宽和加深人们对膳食类黄酮的认识与理解，让人们对其应用前景充满期待。

　　膳食类黄酮与人体接触最为直接、最为密切的部位就是肠道。在肠道中，膳食类黄酮经历了消化、吸收以及一定程度的代谢与利用，在此过程中，膳食类黄酮与食物其他成分、肠道酶类、肠道细胞、肠道微生物之间将会发生一些"有趣"的相互作用。这些作用有些已经被科学家研究得很清晰，有些仍需进一步探索。本书作者结合自己在膳食类黄酮生物功能研究方面的多年积累与心得以及当前相关研究的最新进展，经过精心整理与撰写，向读者呈献此书。希望能够帮助读者进一步了解膳食类黄酮及其对人体肠道健康的作用，希望有更多志同道合的朋友投身到膳食类黄酮生物功能研究的工作中，共同推进膳食与健康事业的发展。

本书共分九章：绪论，类黄酮的消化、吸收、代谢与利用，类黄酮的毒性与安全性，类黄酮与食物成分的相互作用，类黄酮与肠道药物的吸收与代谢，类黄酮与肠道屏障功能，类黄酮与肠道炎症及免疫，类黄酮与肠道微生态，类黄酮与肠道肿瘤。从不同的研究角度，叙述膳食类黄酮对人体肠道健康的促进作用和分子机制。

由于时间仓促，作者水平有限，书中不妥之处在所难免，恳请读者批评指正。

本书出版得到广东石油化工学院高层次人才项目（NO.519030）、广东省自然科学基金项目（NO. 2021A1515010615、NO. 2022A1515012520）以及广东省科技创新战略专项资金（"大专项＋任务清单"）项目（NO. 2021S0052）资助，在此表示衷心感谢！

张强
2022 年 9 月

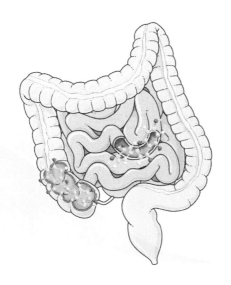

目 录

第三章　类黄酮的毒性与安全性 / 036

第九章　类黄酮与肠道肿瘤 / 147

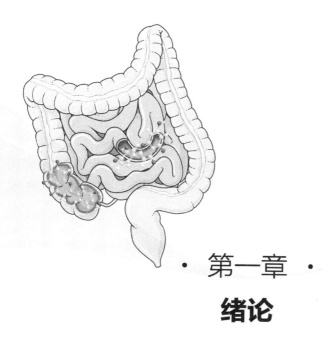

· 第一章 ·

绪论

　　在全球范围内，人们对天然活性物质的关注度与重视度越来越高，相关产品几乎涵盖了我们日常生活的各个方面。众多营养品公司和制药公司都对开发天然活性物质有着极大的兴趣，尤其是从植物中提取的活性物质，通过改性、合成、配制后形成各类产品，为企业带来了巨大的经济收益。由于药物从发现到上市需要花费数十亿美元和 15 ～ 20 年时间，因此人们正在寻找低成本的药物替代品，为此科研人员正积极努力地开展基础研究，为天然活性物质的开发和利用拓宽途径[1]。

　　天然产物及其衍生物仍然是药物及保健品开发的主体。1981 年至 2006 年间开发的 974 个小分子化合物中，63% 是直接提取的天然产物或其半合成衍生物。2000 年至 2006 年批准应用的小分子化合物中，约有 50% 来自天然提取。更重要的是，目前仍有许多生物活性化合物有待鉴定。据估计，虽然在250000 ～ 750000 种高等植物中，只有 5% ～ 15% 可以筛选出潜在活性化合物，同时从微生物和海洋生物中筛选生物活性化合物则更为有限。但是，这些天然活性化合物仍然是潜在治疗剂和保健品的主体储备[2]。

第一节 类黄酮的来源及结构特征

类黄酮是植物的次生代谢产物，能够赋予花、叶和果实颜色和香气。它们还可以帮助植物抵御不利条件，例如昆虫攻击或细菌和病毒感染。目前，已知的类黄酮约有 9000 种，几乎存在于植物的所有部位[3]。类黄酮是基于 2- 苯基 -1- 苯并吡喃 -4- 酮结构的多酚亚类。图 1-1 显示了类黄酮的一般结构特征，以及区别分子中碳原子位置的编码系统。三个酚环分别被标为 A 环、B 环以及 C（或呋喃）环。目前，已经鉴定了 14 类不同化学结构的类黄酮，其中研究得最为清楚的有 8 类，分别为黄酮醇类（flavonols）、黄酮类（flavones）、黄烷酮类（flavanones）、黄烷醇类（flavanols）或儿茶素类（catechins）、花色苷类（anthocyanins）、异黄酮类（isoflavones）、二氢黄酮醇类（dihydroflavonols）以及查耳酮类（chalcones），其中黄酮和黄酮醇是膳食中含量最高的类黄酮，而黄烷酮、黄烷醇、二氢黄酮醇以及二氢查耳酮则被认为是微量类黄酮（表 1-1）[4-5]。

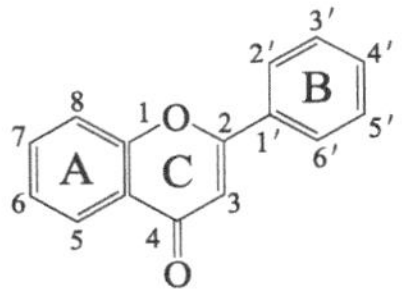

图 1-1 类黄酮的一般结构特征

取代基对类黄酮的化学性质和生物活性有较大影响，其取代方式包括氢化、羟基化、甲基化、丙二酰化、硫化以及糖苷化等。绝大多数类黄酮的天然存在形式为糖苷型，糖苷取代基包括 D- 葡萄糖、L- 鼠李糖、葡萄糖基鼠李糖、半乳糖、木质素以及阿拉伯糖等。膳食中最为常见的几种类黄酮糖苷化合物为槲皮苷、芦丁以及刺槐苷。它们可被肠道菌群水解，产生具有更高生物活性的配基（aglycone，糖苷配基）。

类黄酮可以是配基或糖苷化合物（glycoside，环上携带一个或多个糖基），也可以是甲酯衍生物。同时，它们具有多种存在形式，包括单体、二聚体或多聚体。单体类黄酮分子的大小相差甚大。例如，黄酮化合物的分子质量平均约为 222Da，而蓝色花色苷化合物的分子质量可达 1759Da。多聚类黄酮（也称单宁，tannin），可根据其分子量分为两类：浓缩单宁和可水解单宁。以茶单宁为例，它由四种儿茶素组分组成，即表儿茶素（epicatechin, EC）、表没食子儿茶素（epigallocatechin, EGC）、表儿茶素没食子酸酯（epicatechin gallate, ECG）以及表没食子儿茶素没食子酸酯（epigallocatechin gallate, EGCG）。在绿茶中，EGCG 是最主要的儿茶素化合物，约占儿茶素总量的一半以上。在红茶中，茶叶发酵过程中儿茶素类化合物会发生酶氧化反应，产生二聚体茶黄素（theaflavin）以及多聚体茶红素（thearubigin），它们赋予了红茶明亮的色泽和收敛味道。茶红素的分子大小范围很宽，少至 4 个或 5 个类黄酮单元，而大的可达 100 多个类黄酮单元。绿茶中的类黄酮大多以单体形式存在，因为绿茶加工过程不经过发酵处理。在红葡萄酒中，单宁可由花色苷及其他类黄酮聚合而成，从而形成了葡萄酒独特的色泽、风味以及收敛味[6]。

表 1-1　类黄酮分子结构

分子结构	中文名称	英文名称	—OH 总数	—OH 位置	其他取代基（位置）
黄酮	8-羟基木犀草素	hypolaetin	5	5,7,8,3',4'	
	木犀草素	luteolin	4	5,7,3',4'	
	野黄芩黄素	scutellarein	4	5,6,7,4'	
	芹菜素	apigenin	3	5,7,4'	
	水飞蓟素	silymarin	3	4,6,3'	
	黄芩黄素	baicalein	3	5,6,7	
	白杨黄素	chrysin	2	5,7	
	异荭草素	isoorientin	4	5,7,3',4'	Glu (6)
	荭草素	orientin	4	5,7,3',4'	Glu (8)
	牡荆素	vitexin	3	5,7,4'	Glu (8)
	胡麻黄素	pedalitin	3	5,3',4'	O-Me (7)
	洋芫荽黄素	diosmetin	3	5,7,3'	O-Me (4')
	高车前素	hispidulin	2	5,7	O-Me (4')
	蓟黄素	cirsimaritin	2	5,7	O-Me (6,7)

分子结构	中文名称	英文名称	—OH 总数	—OH 位置	其他取代基（位置）
黄酮醇	棉花素	gossypetin	6	3,5,7,8,3′,4′	
	6-羟基槲皮素	quercetagenin	6	3,5,6,7,3′,4′	
	杨梅素	myricetin	6	3,5,7,3′,4′,5′	
	桑色素	morin	5	3,5,7,2′,4′	
	槲皮素	quercetin	5	3,5,7,3′,4′	
	洋槐黄素	robinetin	5	3,7,3′,4′,5′	
	山柰酚	kaempferol	4	3,5,7,4′	
	漆树黄酮	fisetin	4	5,7,3′,4′	
	高良姜素	galangin	3	3,5,7	
	杨梅苷	myricitrin	5	3,7,3′,4′,5′	O-Rh (3)
	槲皮苷	quercitrin	4	5,7,3′,4′	O-Rh (3)
	芦丁	rutin	4	5,7,3′,4′	O-Rh (3)
	鼠李黄素	rhamnetin	4	3,5,7,3′	O-Me (4′)
	柽柳黄素	tamarixetin	3	3,5,7	O-Lig-O (4′)
黄烷酮	圣草酚	eriodictyol	4	5,7,3′,4′	
	柚皮素	naringenin	3	5,7,4′	
	橙皮素	hesperetin	3	5,7,3′	O-Me (4′)
	柚皮苷	naringin	2	5,7,3′,4′	O-Rh-Glu (5)
	橙皮苷	hesperidin	2	5,3′,4′	Rh-Glu,O-Me(7,4′)
黄烷醇	白矢车菊苷元	leucocyanidol	6	3,4,5,7,3′,4′	
	(+)-儿茶素	(+)-catechin	5	3,5,7,3′,4′	
	(+)-表儿茶素	(+)-epicatechin	5	3,5,7,3′,4′	
花色苷	矢车菊素	cyanidin	5	3,5,7,3′,4′	
	飞燕草素	delphinidin	6	3,5,7,3′,4′,5′	
	矮牵牛素	petunidin	5	3,5,7,4′,5′	O-Me (3′)
	甲基花青素	peonidin	4	3,5,7,4′	O-Me (3′)
	锦葵素	malvidin	4	3,5,7,4′	O-Me (3′,5′)

续表

分子结构	中文名称	英文名称	—OH 总数	—OH 位置	其他取代基（位置）
异黄酮	染料木黄酮	genistein	3	5,7,4′	
	黄豆苷元	daidzein	2	7,4′	
	芒柄花素	formononetin	1	7	O-Me (4′)
	黄豆黄素	glycitein	3	5,7,4′	O-Me (6)
二氢黄酮醇	黄杉素	taxifolin	5	3,5,7,3′,4′	
	佛提素	fustin	4	3,7,3′,4′	
	香橙素	aromadendrin	4	3,5,7,4′	
	短叶松素	pinobanksin	3	3,5,7	
查耳酮类	紫铆花素	butein	4	3,4,4′, 6′	
	根皮素	phloretin	4	4,2′,4′,6′	
	根皮苷	phloridzin	3	4,2′,4′	O-Glu (6)
	刺甘草查耳酮	echinatin	2	4,4′	O-Me (2)

注：Glu 为葡萄糖；Lig 为木质素；Me 为甲基；Rh 为鼠李糖。

第二节　类黄酮的生物合成

　　除了采用经典的示踪剂实验研究类黄酮生物合成外，遗传研究也极大地促进了对不同类黄酮生物合成及遗传机制的理解。在花青素和其他类黄酮结构的阐释过程中，控制可见颜色变化的单一基因成功地与特定类黄酮代谢物的存在与否相关联。包括色谱和光谱技术在内的类黄酮分离和鉴定方法，使我们能够快速分析类黄酮在植物物种中表达的遗传控制机制。最近，人们在分子水平上研究了类黄酮基因的结构、功能调节以及相互作用。这项工作（也包括在转基因植物中表达类黄酮基因）导致了类黄酮分子遗传数据的快速积累。

　　Koukol 和 Conn 在 1961 年发现了苯丙氨酸脱氨酶，标志着苯丙氨酸酶学的建立，也标志着类黄酮生物合成研究的起点[7]。在 20 世纪 70 年代早期，植物细胞悬浮培养物（特别是伞形科植物）是分离和表征类黄酮相关酶的宝贵来源。最近，从开花植物中获得的化学遗传学信息已被用于类黄酮的生化分析。

自 20 世纪 70 年代中期以来，在阐明类黄酮前体化合物合成途径、类黄酮合成步骤、类黄酮化合物修饰以及合成步骤调节等方面取得了实质性进展，比如最著名的花青素、表儿茶素以及原花青素等类黄酮合成反应，但是一些次要类黄酮相关化合物的酶学研究仍然不足，如乌头类和二氢查耳酮类。类黄酮前体 4- 香豆酰辅酶 A 的合成途径所涉及的酶在表 1-2 中进行了总结[8]。

类黄酮前体均来源于碳水化合物代谢。丙二酰辅酶 A 是由乙酰辅酶 A 和 CO_2 通过乙酰辅酶 A 羧化酶（acelyt CoA carboxylase, ACCase）直接合成的。4- 香豆酰辅酶 A 和羟基肉桂酸酯的形成更为复杂。它涉及莽草酸 / 阿罗酸途径，该途径可生成芳香族氨基酸苯丙氨酸，它是苯丙烷途径的起点。第二个前体 4- 香豆酰辅酶 A 在随后的三个步骤中由苯丙氨酸脱氨酶（phenylalaninammonialyase, PAL）、肉桂酸 -4- 羟化酶（cinnamate 4-hydroxylase, C4H）和 4- 香豆酸 - 辅酶 A 连接酶（4-coumarate-CoA·ligase, 4CL）催化形成。4- 香豆酰辅酶 A 可以在 3 位羟基化生成咖啡酰辅酶 A，它也可以在某些植物物种的查耳酮合成中用作底物。4- 香豆酸可以被羟基化生成咖啡酸，然后通过连接酶的作用转化为咖啡酸辅酶 A 酯。

类黄酮生物合成中的关键反应是三个丙二酰辅酶 A 分子与相应的羟基肉桂酸辅酶 A 酯（在大多数情况下为 4- 香豆酰辅酶 A）逐步缩合成 2',4',6'- 氧化（间苯三酚型）C_{15} 查耳酮。该反应由查耳酮合酶（chalcone synthase, CHS）催化。它证实了早期示踪剂实验的结果，即类黄酮的基本结构源自羟基肉桂酸和三个乙酸酯单元。CHS 催化丙二酰辅酶 A 取代肉桂酸辅酶 A 酯形成 6'- 脱氧查耳酮（间苯二酚型），期间需要还原型烟酰胺腺嘌呤二核苷酸磷酸（reduced incotinamide adenine dinucleotide phosphate, NADPH）依赖性查耳酮还原酶（CHKR）参与完成。6'- 羟基查耳酮和 6'- 脱氧查耳酮都是橙酮和其他二芳基丙烷的前体，但催化这些反应的酶仍然未知。

查耳酮异构酶（chalconeisomerase, CHI）通过立体特异性转化作用将查耳酮转化为具有 2S 构型黄烷酮。目前已知的查耳酮异构酶有两种类型：一种可以分别将 6'- 羟基和 6'- 脱氧查耳酮异构化为 5- 羟基和 5- 脱氧黄烷酮；另一种专门转化 6'- 羟基查耳酮。黄烷酮是类黄酮途径的主要分支点之一，也是形成异黄酮、黄酮、二氢黄酮醇和黄烷 -4- 醇的直接中间体。5- 脱氧黄烷酮是异黄酮紫檀素途径中的重要中间体。迄今为止，尚未证实 5- 脱氧黄烷酮向其他 5- 脱氧类黄酮转化的酶促途径。

异黄酮形成的第一步由 2- 羟基异黄烷酮合酶催化，这是一种 NADPH 依赖性细胞色素 P450 混合功能单加氧酶。后续经脱水酶的作用产生相应的异黄酮。

在黄烷酮的 C-2 和 C-3 之间引入双键将形成种类丰富的类黄酮。两种类型的酶参与了该催化反应：黄酮合酶 I（FNS I），一种 2- 氧代戊二酸依赖性双加氧酶；黄酮合酶 II（FNS II），一种具有脱氢作用的 NADPH 依赖性细胞色素 P450 酶。黄烷酮 C-3 位的羟基化可产生二氢黄酮醇。该过程由黄烷酮 -3- 羟化酶（F3H）催化，它也是一种 2- 氧代戊二酸依赖性双加氧酶。二氢黄酮醇是黄酮醇和黄烷 -3,4- 二醇合成的底物，后者是儿茶素、原花青素和花青素合成的直接中间体。

黄酮醇是由二氢黄酮醇通过在 C-2 和 C-3 之间引入双键而形成的。黄酮醇合酶（FLS）是催化这一步骤的酶，它是类黄酮途径中的第三种 2- 氧代戊二酸依赖性双加氧酶。

二氢黄酮醇 C-4 位的羰基经过还原将产生黄烷 -3,4- 二醇，也称无色花青素。该反应由二氢黄酮醇 4- 还原酶（DFR）催化，该酶使用 NADPH 作为还原辅助因子。黄烷 -3,4- 二醇是合成儿茶素和原花青素的直接前体。在 NADPH 存在下，无色花青素（黄烷 -3,4- 顺式二醇）还原酶（LAR）进一步还原 C-4 位的黄烷 -3,4- 二醇形成儿茶素。负责原花青素合成的酶尚不清楚。目前推测原花青素是由黄烷 -3,4- 二醇单元与儿茶素或表儿茶素作为起始单元缩合形成。

尽管遗传研究和前体实验有明确的证据表明黄烷 -3,4- 二醇是花青素合成的直接前体，但尚未实现无色花青素到花青素的体外转化。目前研究结果表明，2- 氧代戊二酸或抗坏血酸依赖性双加氧酶可能参与该过程。这种酶目前被命名为花青素合酶（ANS）。ANS 是否也催化黄烷 -4- 醇转化为相应的 3- 脱氧花青素，目前尚不清楚。

由于在第 3 位具有游离羟基的花青素在生理 pH 条件下不稳定，导致其在植物组织中从未被观察到，因此 3 位羟基糖基化被认为是花青素合成反应中的必要步骤。已证明 UDP- 葡萄糖 / 类黄酮 3-O- 葡萄糖基转移酶（FGT）是负责花青素糖基转移的功能酶，它提供了该途径中第一个稳定产物花青素 3-O- 葡萄糖苷。

4',7- 二羟基化黄酮和 4',5,7- 三羟基化黄酮的基本结构可以通过两个苯环（A 和 B）进一步羟基化、甲基化、糖基化、酰化、异戊二烯化、C- 糖基化、硫酸化以及其他反应来广泛修饰。参与催化这些修饰的酶通常对分子中的位置具有高度特异性，最终形成自然界中巨大多样性的类黄酮库。

表 1-2　产生非黄酮类前体和各种黄酮类的酶

酶	简称	EC 编号
非黄酮类前体		
乙酰辅酶 A 羧化酶	ACCase	6.4.1.2
苯丙氨酸解氨酶	PAL	4.3.1.5
肉桂酸 -4- 羟化酶	C4H	1.14.13.11
4- 香豆酸 - 辅酶 A 连接酶	4CL	6.2.1.12
4- 香豆酰辅酶 A-3- 羟化酶	CoumCoA3H	
4- 香豆素 -3- 羟化酶	Coum3H	
黄酮类前体		
查耳酮合酶	CHS	2.3.1.74
查耳酮还原酶	CHKR	
查耳酮异构酶	CHI	5.5.1.6
2- 羟基异黄酮合酶	IFS	
2- 羟基异黄酮脱水酶	IFD	
黄酮合酶 I	FNS I	
黄酮合酶 II	FNS II	
黄烷酮 4- 还原酶	FNR	1.1.1.234
二氢黄酮醇 -3- 羟化酶	FHT	1.14.11.9
黄酮醇合酶	FLS	
二氢黄酮醇 -4- 还原酶	DFR	1.1.1.219
无色花青素 -4- 还原酶	LAR	
花青素合酶	ANS	
黄酮类（花青素 / 黄酮醇）-3-*O*- 葡萄糖基转移酶	FGT	2.4.1.91

第三节　类黄酮的分离纯化

　　分离纯化对于类黄酮生物活性研究至关重要。早期，薄层色谱（TLC）、聚酰胺色谱和纸电泳是类黄酮的主要分离技术。在这些方法中，TLC 仍然是类黄酮分析的主力军，具有快速、简单和通用的优点。然而，现在大多数工作都涉及高效液相色谱（HPLC）的定性和定量应用分析。HPLC 还可以与紫外（UV）、质谱或核磁共振（NMR）探测器偶联，分离、鉴定单一组分的类黄酮。近年来，毛细管电泳（CE）技术受到关注，类黄酮分子中具有一个特征苯环，因此 CE 在类黄酮的分析中具有巨大优势。当然，苯环作为发色团具有突出的紫外吸收特征，这是类黄酮易于检测的重要原因。类黄酮的紫外光谱信息特别丰富，能够提供大量的结构信息，可以区分苯酚的类型和氧化模式。许多技术已用于类黄酮的制备分离，包括 HPLC、甲醛系树脂、Amberlite XAD-2 和

XAD-7 大孔树脂、Fractogel TSK/Toyopearl HW-40 树脂、Sephadex 凝胶过滤和离心分配色谱（CPC）。

一、类黄酮的提取

新鲜的或未干燥的植物材料中，类黄酮（尤其是糖苷）可被酶降解。因此建议使用干燥、冻干或冷冻的样品。当使用干燥的植物材料时，通常将其磨成粉末。提取溶剂的选择取决于目标类黄酮的类型。溶剂的极性是一个重要的考虑因素。极性较小的类黄酮（例如异黄酮、黄烷酮、甲基化黄酮和黄酮醇）用氯仿、二氯甲烷、乙醚或乙酸乙酯萃取，而黄酮苷和极性较大的苷元则用醇或醇 - 水混合物萃取。目前大部分类黄酮的提取，仍通过简单的直接溶剂提取进行。粉末状植物材料也可以在索氏装置中提取，例如首先用己烷去除脂质，然后用乙酸乙酯或乙醇提取类黄酮物质，这种方法不适用于热敏化合物。

顺序溶剂萃取是一种方便且经常使用的方法。例如，首先使用二氯甲烷提取黄酮苷元和极性较小的物质，然后使用乙醇提取黄酮苷和极性成分。某些黄烷酮和查耳酮苷难以溶解在甲醇、乙醇或醇 - 水混合物中。黄烷酮的溶解度取决于含水溶液的 pH 值。黄烷 -3,4- 二醇（儿茶素、原花青素和缩合单宁）通常可以直接用水提取。然而，提取物的成分会随溶剂（水、甲醇、乙醇、丙酮、乙酸乙酯）的不同而不同。例如，甲醇是儿茶素的最佳溶剂，而原花青素的最佳溶剂是 70% 丙酮。花青素可用冷酸化甲醇提取，其中所用的酸通常是乙酸（约 7%）或三氟乙酸（TFA）（约 3%），而使用无机酸会导致酰基丢失[9]。

通常采用磁力搅拌或摇动的方法提取，但最近引入了其他方法以提高提取效率和速度。例如，加压液体萃取（PLE），该方法通过使用高温和高压来加速提取。有时也在惰性气体和避光下工作，以增强溶剂的扩散性。采用 PLE 从黑接骨木花中提取芦丁和异槲皮苷比浸渍效果更好，而且提取时间更短和溶剂使用更少。采用 PLE 从葡萄籽和葡萄皮的酿酒废料中可以获得几乎不分解的儿茶素和表儿茶素[10]。

另一种方法是超临界流体萃取（SFE），它利用超临界流体的增溶特性，与常规液体相比，超临界流体的黏度低、扩散速率高，这使其成为提取扩散控制基质（如植物组织）的理想选择。与索氏萃取方法相比，该方法的优点是溶剂消耗量低、选择性可控、热降解或化学降解少。超临界二氧化碳是最广泛使用的提取溶剂。然而，为了提取类黄酮等极性化合物，必须使用极性溶剂（如甲醇）进行改性，导致该方法产量和选择性显著降低[11]。

超声辅助萃取（UE）也是一种快速提取技术，需要使用不混溶溶剂，例如己烷与甲醇 - 水（9∶1），己烷相可以浓缩极性较小的倍半萜内酯和烃，而甲醇 - 水相可以浓缩类黄酮和极性较大的倍半萜内酯。

微波辅助萃取（MAE）可以从不同基质中萃取多种化合物，这一过程甚至可在数分钟内完成。无论是在密闭容器中还是在开放容器中，微波能量都能应用于悬混样品。

二、类黄酮的制备分离

（一）类黄酮的初步纯化

从植物提取物中分离类黄酮的经典方法是醋酸铅沉淀法。醋酸铅沉淀的效果通常不够理想，因为一些类黄酮不会沉淀，而且可能共沉淀其他化合物，去除铅盐也比较麻烦。

溶剂分配技术和逆流技术是醋酸铅沉淀的替代技术。在一项从刺桐获取异黄酮的研究中，采用 90% 甲醇粗提物，先用己烷分配，残留甲醇用水调节至30%，并用叔丁基甲基醚 - 己烷（9∶1）分配。然后对后一种混合物进行色谱分离以获得纯化合物。

（二）类黄酮的制备方法

类黄酮制备分离的主要问题是它们在色谱溶剂中的溶解度很小。此外，随着纯化的进行，类黄酮的溶解度会进一步降低。在色谱分离的流动相中，溶解度差会导致柱头出现沉淀，从而造成分离度差、溶剂流量降低，甚至色谱柱堵塞。例如，在分离花青素和富含花青素的物质时，建议避免使用乙腈和甲酸，因为乙腈难以蒸发并存在与甲酸形成酯的风险。

类黄酮的分离没有单一的分离策略，分离可能需要一个或多个步骤。方法的选择取决于化合物的极性和制备量的要求。传统的开放柱色谱法由于简单方便，作为初始分离程序用于从植物粗提物中大量制备类黄酮，目前仍然被广泛使用。其支持材料包括聚酰胺、纤维素、硅胶、Sephadex LH-20 以及Sephadex G-10、Sephadex G-25、Sephadex G-50。Sephadex LH-20 推荐用于原花青素的分离，虽然甲醇和乙醇可用作原花青素的洗脱剂，但丙酮更适合置换高分子量类黄酮，同时建议使用慢流速。

某些支持物（硅胶、聚酰胺）的开放柱色谱法存在溶质在柱子上不可逆吸附的现象。干柱色谱法、真空液相色谱法、TLC 等改进方法，对于植物提取物的快速分馏更具实际用途。据报道，带有聚酰胺载体的 TLC 可用于黄酮醇糖苷的分离。制备型 TLC 它通常用于毫克量级的样品，但如果混合物不太复杂，也可以处理克量级的样品。制备型 TLC 与开放柱色谱法相结合仍然是纯化天然产物的直接方法。此外，离心 TLC 也已在类黄酮的分离中得到应用。当然，其他组合也是可以的，这取决于特定的分离问题。将凝胶过滤或液 - 液分配与液相色谱（LC）相结合也是一种方法。

此外，有几种制备压力液相色谱方法也可以用于类黄酮的制备。它们可以根据分离压力进行分类：高效（或高性能）液相色谱（>20bar/300psi）（1bar ＝ 100000Pa，1psi ＝ 6894.757Pa）、中压液相色谱（5 ～ 20bar/75 ～ 300psi）、低压液相色谱（<5bar/75psi）、快速色谱（约 2bar/30psi）。

1. 高效液相色谱法（HPLC）

无论是在制备规模还是分析规模上，HPLC 是迄今为止最流行的类黄酮分离技术，其仪器、填料和色谱柱技术的改进一直在持续，使该技术越来越有应用优势。

分析型 HPLC 和制备型 HPLC 之间的区别在于，分析型 HPLC 不依赖于样品的回收，而制备型 HPLC 是一种纯化过程，旨在从混合物中分离出纯物质。半制备型 HPLC 分离（用于 1 ～ 100mg 样品）使用内径 8 ～ 20mm 的色谱柱，通常填充 10μm（或更小）的颗粒。大样本可以通过制备（甚至工艺规模）装置进行分离，但成本相对更高。在转换为半制备规模之前，可以在分析型 HPLC 色谱柱上进行优化。现在 80% 的类黄酮分离过程都包含 HPLC 步骤，其中约 95% HPLC 都是在十八烷基甲硅烷基相上进行[12]。

2. 中压液相色谱

中压液相色谱（MPLC）对色谱柱直径、填充材料粒度以及压力要求较低。简单来说，MPLC 是一个连接有压缩空气源或往复泵的封闭柱（通常是玻璃柱），具备开柱色谱或快速色谱的简便优势，但具有更高的分辨率和更短的分离时间。MPLC 色谱柱具有高负载能力（样品与填料比高达 1 ∶ 2532），是类黄酮分离的理想选择。在 MPLC 中，通常提倡使用的填充材料粒度是 15 ～ 200μm（最常用的是 15 ～ 25μm、25 ～ 40μm 或 43 ～ 60μm），同时浆料填充或干填充均可采用。与具有较大内径的较短色谱柱（使用相同数量的固定相）相比，具有较小内径的长色谱柱的分离度更高。可以通过 TLC 或分析型 HPLC 进行溶剂系统选择，然后直接转置到 MPLC [13]。

3. 离心分配色谱（CPC）

各种逆流色谱技术已成功用于类黄酮的分离。逆流色谱是一种利用样品在两种不混溶溶剂之间的分配，溶质由其分配系数选择性地进入某一溶剂相而建立的一种分离技术。它是一种全液体分离方法，特点是没有固体支持物，与其他色谱技术相比具有以下优点：对样品没有不可逆的吸附、引入样品可以定量回收、大大降低样品变性的风险、溶剂消耗少、成本低。

很明显，这种技术对于类黄酮分离来说是比较理想的，因为类黄酮经常出现在硅胶和聚酰胺等固体载体上残留的问题。因此，相对于逆流分布、液滴逆流色谱以及旋转小室逆流色谱，离心分配色谱在类黄酮的制备分离中得到了广泛的应用。在 CPC 中，液体固定相通过离心力而不是固体支持物保留在柱色谱中。基本上，市场上有两种可供选择的仪器设计：旋转线圈仪器、磁盘或盒式仪器。尽管大多数 CPC 分离是制备规模的，但也有分析用途的 CPC [14]。

（三）类黄酮的分析方法

一种草药产品可能含有多种具有治疗效果的有效成分。因此，有必要尽可能全面地鉴定这些成分，以便理解和解释其生物活性。德国引入了"植物等效性"的概念，以确保植物疗法的一致性。根据这一概念，构建草药产品的化学特征，并与临床证明的参考产品进行比较。分析方法在了解植物类黄酮含量及研究它们在植物生理学和人类健康中的作用至关重要。

1. 样品制备

样品的初始处理是化学和生化分析的关键步骤，通常也是分析中最慢的一步。对于食品和植物样品，分析物的数量和多样性非常高，需要进行有效的预处理以获得富集的类黄酮组分。

样品制备应达到以下效果：从样品中去除可能的干扰物（分离或检测阶段），从而提高分析方法的选择性；增加分析物的浓度，从而提高检测的灵敏度；将分析物转化为更适合检测或分离的形式；提供不受样品基质变化影响的稳健且可重现的方法。

样品制备的目的是从复杂基质中提取感兴趣的成分，尽量做到时间和能量消耗少，而效率和重现性高。条件应足够温和，以避免氧化、热降解和其他化学和生化变化。某些分析方法（例如 CE）需要比其他方法更严格的样品预处理。除了过滤和液-液萃取等典型的样品处理方法，新方法也得到了广泛应用。固相萃取（SPE）就是其中之一，是一种快速、经济且灵敏的技术。SPE使用多种不同类型的小柱和圆盘以及各种吸附剂。样品制备和浓缩可以在一个步骤中完成。在用甲醇洗脱类黄酮之前，可以在反相柱上用甲醇-水溶液洗脱干扰糖。SPE已经广泛应用于类黄酮的分析前处理，例如在HPLC分析之前，采用Sep-Pak C18小柱将蔓越莓汁中的黄酮醇苷和酚类化合物分馏；通过SPE去除亲脂性化合物，从干菠菜水提取物中鉴定抗诱变类黄酮；通过低pH水性洗脱C18小柱从葡萄酒中回收花青素；通过C18小柱去除柑橘提取物中的极性成分，采用甲醇-二甲基亚砜洗脱保留的类黄酮，有效提高了橙皮苷、地奥司明等的溶解度。该方法加标样品中圣草次苷、柚皮苷、橙皮苷和橘皮素的回收率超过96%。SFE长期以来一直具有工业重要性，但直到最近才引入实验室。

2. 薄层色谱

纸色谱和纸电泳曾经广泛用于类黄酮的分析，但现在简单且廉价的分析方法选择是TLC。这种技术的优点是：分离时间短、检测试剂顺应性好、可同时检测多个样品等。TLC也非常适合在HPLC分析之前对植物提取物进行初步筛选。

许多溶剂体系被用于TLC分离类黄酮。高度甲基化或乙酰化的黄酮和黄酮醇需要非极性溶剂，例如氯仿-甲醇（15：1）。广泛分布的黄酮苷元，如芹菜素、木犀草素和槲皮素，可以在氯仿-甲醇（96：4）和类似的极性溶剂中分离。另一种广泛应用于黄酮苷的溶剂体系是乙酸乙酯-甲酸-冰醋酸-水（100：11：11：26）。通过加入乙基甲基酮（乙酸乙酯-乙基甲基酮-甲酸-冰醋酸-水，50：30：7：3：10），可分离芦丁和牡荆素-2"-O-鼠李糖苷。细化选择溶剂体系还可以将类黄酮糖苷与其半乳糖苷类似物分离，这对于区分C-葡萄糖苷和C-半乳糖苷尤为重要。例如，8-C-葡萄糖基芹菜素（牡荆素）可以用乙酸乙酯-甲酸-水（50：4：10）溶剂从8-C-半乳糖基芹菜素中分离出来。

关于检测，在含有紫外荧光指示剂的F254硅胶板上，在紫外线（254nm）下观察时可以发现，在绿色荧光背景下类黄酮呈现黑点。在365nm紫外线下，根据结构类型，类黄酮显示出深黄色、绿色或蓝色荧光。可以采用喷雾试剂增强或改变荧光呈色，其中最重要的一种是1%二苯硼酸-β-乙氨基酯（二苯硼氧基乙胺）的甲醇溶液，喷洒后在365nm紫外线下会产生强烈的荧光。随后喷洒5%的聚乙二醇4000（PEG）的乙醇溶液，可将检测限从10mg（类黄酮的平均 TLC 检测限）降低到约 2.5mg。

在 365nm 紫外线下观察到的颜色如下：

槲皮素、杨梅素及其 3- 和 7-O- 糖苷，橙黄色；

山奈酚、异鼠李素及其 3- 和 7-O- 糖苷，黄绿色；

木犀草素及其 7-O- 糖苷，橙色；

芹菜素及其 7-O- 糖苷，黄绿色。

氯化铁水溶液或甲醇溶液是类黄酮的通用喷雾试剂，可与类黄酮一起呈现蓝黑色。固蓝盐 B 可与类黄酮形成蓝色或蓝紫色偶氮染料。

对于定量分析，使用密度计扫描 TLC 板可提供良好的结果。在 254nm 处对 TLC 板进行光密度扫描，成功测定了越橘中包括苷元和糖苷的类黄酮，使用合适的喷雾试剂后，光密度测定可以达到 20ng 的检测限。

通过在高性能 TLC（高效薄层色谱法，HPTLC）板上对类黄酮进行色谱分析，可以获得更好的分辨率。硅胶 60F254、RP-18 或较少见的 Diol HPTLC 板都可用于分离类黄酮。对于 RP-18 硅胶上进行 HPTLC，建议使用甲醇 - 水洗脱液，通常会添加一些酸以避免拖尾[15]。

3. 高效液相色谱法（HPLC）

类黄酮的首选定性和定量分析方法是 HPLC。自 20 世纪 70 年代推出以来，HPLC 已被用于所有类型的类黄酮。分析型 HPLC 可用于植物成分的定量测定、天然产物的纯度控制以及化学分类学研究。对于给定类黄酮（黄酮、黄酮醇、异黄酮、花青素等）的分析，HPLC 必须优化固定相、溶剂和洗脱梯度。

绝大多数分析是在十八烷基甲硅烷基键合固定相（ODS、RP-18 或 C18）上进行的，也有人使用八甲硅烷基键合固定相（RP-8 或 C8），但这种情况越来越少见。黄酮苷通常在苷元之前被洗脱，多羟基黄酮通常在少羟基类似物之前被洗脱。乙腈 - 水、甲醇 - 水都是非常常见的溶剂，只是需要与洗脱梯度和紫外检测兼容。有时也会使用其他溶剂，例如四氢呋喃、异丙醇、正丙醇。酸改性剂对于抑制酚羟基的电离是必需的，从而产生更尖锐的峰和更少的拖尾。一项研究表明，C18 色谱柱在分离黄酮苷元和糖苷方面的有效性存在很大差异。虽然有些色谱柱提供了良好的结果，但有些则会产生显著的谱带展宽和峰不对称。封端极性十八烷基甲硅烷基固定相被用于分离在传统反相色谱柱上无法充分保留的强极性分析物，目前已证明其适用于从芒果果皮中分离黄酮醇和黄酮苷。

HPLC 分析中，黄酮 C- 糖苷通常比相应的 O- 糖苷更早洗脱。因此，牡荆素（8-C-葡萄糖基芹菜素）的洗脱时间比芹菜素-7-O-葡糖苷短。相比6-C-糖基黄酮，8-C-糖基黄酮的保留时间更短。因此，芹菜素-8-C-葡萄糖苷比芹菜素-6-C-葡萄糖苷更早洗脱。

由于分子中C-2和C-3之间不饱和键的影响，黄烷酮先于其相应的黄酮被洗脱。花青素在溶液中的结构形式取决于pH值和温度，为了获得可重现的结果，必须控制流动相的pH值并使用恒温控制的色谱柱。同时为获得最佳分辨率，必须将花青素向其黄素形式转换，从而最大限度地减少峰拖尾并提高峰锐度。研究人员对用于分离20种葡萄酒花青素（包括单糖苷、二糖苷和酰化衍生物）的反相色谱柱（C18、C12和苯基键合）进行了比较，发现使用4μm C12色谱柱，在pH1.6和50℃条件下，采用乙腈-磷酸盐缓冲液为流动相分析效果最好。采用HPLC测定食品中黄酮、黄酮醇、黄烷酮、异黄酮、花青素、儿茶素及各种类黄酮苷类时，都是在RP-18色谱柱上进行，色谱柱长度在100～300mm，内径在2～5mm，粒度在3～10μm不等（大多数为5μm），分离运行持续时间通常长达1h。对于异黄酮的苷元和糖苷，某些研究使用了C8填料，但这种情况很少见。也有一些研究同时分析两个或多个亚类，例如分析蜂蜜中的黄烷酮、黄酮和黄酮醇，以及分析水果和葡萄酒中的花青素、儿茶素和黄酮醇。但总的来说，没有一种HPLC方法可以解决所有黄酮类化合物的分离问题。然而，有研究者声称找到了一种能够量化蔬菜、水果和茶中每一种多酚的方法。为此，他们使用了Capcell pak C18 UG120（250mm×4.6mm，S-5,5μm）色谱柱，温度为35℃。用溶液A（50mmol/L磷酸钠、10%甲醇、pH3.3）和溶液B（70%甲醇）在95min内以1mL/min的流速进行梯度洗脱。洗脱过程如下：最初100%A；70%A，15min；65%A，30min；60%A，20min；50%A，5min；最后100%B，25min[16]。

4. 高效液相色谱-紫外分光光度法（LC-UV）

HPLC最常用的检测方法是紫外分光光度法。类黄酮的HPLC检测通常基于紫外吸收进行检测，其中花青素比较特殊，可以基于可见吸收检测。没有单一波长适用于所有类型的类黄酮，因为它们在不同的波长处可显示最大吸光度。常规检测最常用的波长是280nm，这是一个合适的折中方案。

随着20世纪80年代二极管阵列技术的引入，耦合LC-UV与二极管阵列（DAD）扫描色谱洗脱液可获得UV-可见光谱数据。有了来自紫外光谱的信息，HPLC的分析能力大幅增加，使得识别化合物亚类甚至化合物本身成为可能。通常可在270nm和330～365nm处发现黄酮和黄酮醇，在290nm处发现黄烷酮，在 236nm 或 260nm 处发现异黄酮，在 340 ~ 360nm 处发现查耳酮，在 280nm 处发现二氢查耳酮，在 502nm 或 520nm 处发现花青素，在 210nm 或 280nm 处发现儿茶素。色谱峰纯度也可以通过比较在顶点和峰两侧拐点，获得样品特定组分的纯度。

LC-UV 对异黄酮的鉴定很有价值，因为它们的光谱在吸收特性上与其他大多数类黄酮不同。异黄酮具有 C2-C3＝，B 环位于 C3，可防止苯基与吡喃酮羰基的共轭。这减少了 B 环对 UV 光谱的贡献，导致在 300 ~ 330nm 范围内（波段 I）出现强度非常低的峰。通过 LC-UV 分析儿茶素和原花青素存在一定的问题，通常，只有单体和四聚体低聚物才能被分离并检测到。黄烷 -3- 醇在非特定波长（270 ~ 290nm）处具有最大吸收，并且它们的消光系数低于其他伴随的酚类物质。因此，黄烷 -3- 醇的量化并不容易。HPLC 与 DAD 的耦合可以在线定量分析样品中的类黄酮。有人以这种方式量化了水果、蔬菜和饮料中的黄酮醇、黄酮和黄烷酮。他们采用 Phenomenex C18 色谱柱（250 mm×4.6mm，5μm）使用甲醇 - 水（30 ：70）流动相进行分析。在 1mL/min 的流速下，梯度洗脱在 50min 内从 25% ~ 86% B，记录从 220 ~ 450nm 的紫外光谱。该方法具有良好的重现性和 68% ~ 103% 的回收率[17]。

5. 高效液相色谱 - 质谱联用

HPLC-MS 是 20 世纪最重要的技术之一，这种组合提供了利用色谱作为分离方法和 MS 作为识别工具的集成优势。MS 是最灵敏的分子分析方法之一，其高质量的分离能力，可以获得非常好的辨识度。然而，HPLC 与 MS 耦合并不简单，因为质谱仪的正常操作条件（高真空、高温、气相操作和低流速）与HPLC 使用的条件截然相反，即液相操作、高压、高流速和相对较低的温度。

在 LC-MS 中，需要注意三个基本问题：引入 MS 真空系统的柱流出物的量、洗脱液的组成以及目标化合物的类型。为了应对这些问题，接口的设计十分重要，它必须完成液体的雾化和汽化、样品的电离、去除多余的溶剂蒸气以及将离子提取到质量分析器中等流程。迄今为止，还没有构建出真正的通用接口。在 LC-MS 中，大多数接口都与反相 HPLC 系统配合使用，其中许多接口适用于植物次生代谢物的分析，包括热喷雾（TSP）、连续流动快原子轰击（CF-FAB）和电喷雾（ES）等，它们可以涵盖相对较小的非极性产物（糖苷配基，M_W 200）到高极性分子（糖苷，M_W 2000）。TSP 或 CF-FAB 离子源位于质谱仪真空区域，与二者不同，ES 中的离子源位于大气压下。大气压电离（API）使 LC-MS 更加灵敏且易于处理。API 接口由五个部分组成：①液体引入装置或喷雾探针；②大气压离子源区域，其中离子通过电喷雾电离（ESI）、大气压化学电离（APCI）或其他方式产生；③离子取样孔；④大气压 - 真空界面；⑤离子光学系统，将离子传输到质量分析仪中。ESI 和 APCI 是软电离技术，主要为类黄酮等小分子物质生成分子、离子。质谱数据提供类黄酮的结构信息，用于确定分子量以及 A 环和 B 环之间的取代基分布。碎片模式的细致研究对于确定 O- 糖苷和 C- 糖苷中糖的性质和附着位点也具有特殊价值。

一般来说，高效液相色谱 - 二极管阵列结合质谱检测提供了一种快速鉴定混合物中类黄酮的有效方法。通过这种方法，研究者采用 ESI-MS 在线表征了芒果果皮的预纯化提取物中的 14 种黄酮和黄酮醇苷。另有研究报道了药用植物红车轴草（异黄酮）、酸橙（黄烷酮）和黄芪（异黄酮和异黄烷）提取物的 LC-UV-MS 谱。

ES 和 TSP 都是软电离方法，通常不会产生很多碎片，适合定量分析或分子量测定，但不适合结构解析。在这种情况下，可以使用碰撞诱导解离（CID）或碰撞激活解离方法。碎裂发生在从离子源到质量分析器离子通道的高压区域。这样 CID 产生的碎片离子能够非常有效地传输到质量分析器中，提供一种简单的 MS-MS 方法。在 ES 源（源内 CID）或与串联质谱联合使用下，执行 CID 均可增强分析物的碎片化。在串联质谱中，第一个操作是分离母离子，第二个操作是确定母离子 CID 后形成产物离子的质荷比。离子分离和 CID 的顺序可以在 MS^n 中重复多次。串联质谱和源内 CID 提供了非常相似的产物离子质谱。

类黄酮的 CID MS-MS 和 MS^n 光谱使用混合四极杆飞行时间（Q-TOF）和离子阱（IT）质量分析仪进行系统研究，在各种能量条件下产生碎片离子。之所以选择这两种仪器，是因为光束和陷阱系统中的 CID 过程不是以相同方式生成的。对于羟基化类黄酮，两种仪器产生的 CID MS-MS 光谱相似，对于部分甲氧基化衍生物则存在很大差异。这阻碍了在仪器之间交换 MS-MS 数据库的创建。通常，在 Q-TOF 仪器上更容易观察到 C 环裂解产生的碎片，而在 IT-MS 中更容易观察到小分子的损失。以正离子模式记录的 MS-MS 比以负离子获得的信息更丰富。所有 MS-MS 碎片的精确质量测量均在 Q-TOF 仪器上获得，而 IT 的多级 MS^n 能力用于证明碎片途径。在 Q-TOF 仪器上可以为异牡荆素生成精度为 1.8×10^{-6} 的分子式。值得注意的是，高分辨率 MS 可以直接评估化合物的分子式，然后可以与光谱库进行交叉检查，以识别未知成分[18]。

6. 高效液相色谱 – 核磁共振

使用 LC-UV-MS 和 LC-MS-MS 可以为鉴定类黄酮等小分子提供足够的在

线信息。然而，在许多情况下，深入的结构研究需要更多数据，这可以通过 LC-NMR 分析得以实现。实际应用中，LC-UV-MS 和 LC-UV-NMR 通常单独运行。HPLC 与 NMR 光谱联合已成为对分离和结构解析混合物中未知化合物的最有效方法之一。起初，LC-NMR 由于缺乏灵敏度而很少使用。然而，脉冲场梯度和溶剂峰抑制、探针技术改进以及高场磁体构造，为 LC-NMR 提供了新的动力。虽然 HPLC-NMR 耦合相对简单，但是 LC-NMR 的主要问题是在流动相存在较大共振的情况下难以观察到分析物的共振。此外，检测器线圈中样品的连续流动会使溶剂抑制复杂化。现在，这些问题已经通过开发快速、可靠和强大的溶剂抑制技术得到克服，例如 WET（通过 T1 效应增强的水抑制）可以在流动和停流模式下产生高质量的光谱。这些技术包括脉冲场梯度、成形射频脉冲、移位层流脉冲以及选择性 ^{13}C 去耦等进行相互组合，相比于之前经典的预饱和技术要快速很多。因此，对于典型的反相 HPLC 分析，可以使用非氘代溶剂，例如甲醇和乙腈，而水被 D_2O 代替。

LC-NMR 提供的信息主要由 ^{1}H NMR 光谱或 ^{1}H-^{1}H 相关实验组成。分析 ^{13}C NMR 也是可能的，但仅限于非常有限的一些情况，即感兴趣的 LC 峰浓度很高，并且 ^{13}C NMR 数据可以从反检测实验中间接推导出来。由于 ^{13}C 同位素的天然丰度很低（1.1%），导致采用 LC-NMR 直接测量的灵敏度常常不足。

LC-NMR 可以在流动和停流两种模式下运行。在流动模式下，LC-NMR 光谱可以在分离过程中连续采集，数据作为二维 NMR 实验进行处理，其主要缺点是灵敏度低。在 500 MHz 仪器中使用 60mL 池对分子质量约为 400Da 的化合物的检测限为 20mg。因此，在线 LC-NMR 运行主要受限于粗提物主要成分的直接测量，常发生在过载的 HPLC 分析。在停流模式下，当需要的峰到达 NMR 流通池时，HPLC 分离后的溶剂会停止流动一定时间，使得获取给定 LC 峰的大量瞬态成为可能，进而提高了检测限。在这种模式下，可以进行各种二维相关实验[氢氢近程相关（COSY）、氢氢远程相关（NOESY）、氢碳近程相关（HSQC）、氢碳远程相关（HMBC）]。

事实证明，HPLC 与在线 UV、MS 和 NMR 检测相结合是分析提取物或混合物中天然产物非常有价值的工具。类黄酮领域也不例外。HPLC 选定峰的 ^{1}H NMR 谱是 LC-NMR 信息的来源。通过 LC-MS 分析，可以从断裂模式推断出 A 或 B 环取代，但不能确定取代基的确切位置。然而，对于像芹菜素这种在 B 环上只有一个羟基的类黄酮，^{1}H NMR 能够给出取代位置，因为羟基定位的三种可能性中的每一种都会给出独特的分裂模式[19]。

7. 毛细管电泳

毛细管电泳（CE）是一种快速、高效的分析技术。然而，与 HPLC 相比，CE 通常表现出灵敏度较低、样品过载以及可重复性较差等缺点。与 HPLC 相比，CE 的方法建立更耗时，包括确定电解质的类型、浓度、pH，表面活性剂和有机改性剂的类型和浓度，温度和施加电压等。有几种 CE 模式可供选择：①毛细管区带电泳（CZE）；②胶束电动色谱（MEKC）；③毛细管凝胶电泳（CGE）；④毛细管等电聚焦；⑤毛细管等速电泳；⑥毛细管电色谱（CEC）；⑦非水 CE。最简单和最通用的 CE 模式是 CZE，其分离基于荷质比的差异，分析物以不同的速度迁移到离散区域。阴离子和阳离子在 CZE 中通过电泳迁移和电渗流（EOF）分离，而中性物质与 EOF 共流出。在 MEKC 中，将表面活性剂添加到电解质中以形成胶束。在 MEKC 分离过程中，中性溶质的非极性部分结合到胶束中并以与胶束相同的速度迁移，而极性部分处于自由状态以 EOF 速度迁移。CE 在植物化学物质分析中的应用已得到充分证明。由于类黄酮在较高的 pH 值下带负电，因此 CE 特别适用于此类化合物的分离。在 TLC 和 HPLC 不能充分分离西番莲中已鉴定的类黄酮时，CE 却可以满足分析要求[20]。

参考文献

[1] Aborode AT, Awuah WA, Mikhailova T, et al. OMICs technologies for natural compounds-based drug development. Curr Top Med Chem. 2022, 22(21):1751-1765.

[2] Newman DJ, Cragg GM. Natural products as sources of new drugs over the last 25 years. J Nat Prod. 2007, 70(3):461-477.

[3] Ghitti E, Rolli E, Crotti E, et al. Flavonoids Are Intra- and Inter-Kingdom Modulator Signals. Microorganisms. 2022, 10(12).

[4] Shomali A, Das S, Arif N, et al. Diverse physiological roles of flavonoids in plant environmental stress responses and tolerance. Plants (Basel). 2022, 11(22).

[5] 陈业高. 植物化学成分. 北京：化学工业出版社，2004.

[6] Dini I, Grumetto L. Recent advances in natural polyphenol research. Molecules. 2022, 27(24).

[7] Koukol J, Conn EE. The metabolism of aromatic compounds in higher plants. IV. Purification and properties of the phenylalanine deaminase of Hordeum vulgare. J Biol Chem. 1961, 236:2692-2698.

[8] Huang W, Wang Y, Tian W, et al. Biosynthesis Investigations of Terpenoid, Alkaloid, and

Flavonoid Antimicrobial Agents Derived from Medicinal Plants. Antibiotics (Basel). 2022, 11(10).

［9］ Luthria DL, Natarajan SS. Influence of sample preparation on the assay of isoflavones. Planta Med. 2009, 75(7):704-710.

［10］ Maciel-Silva FW, Viganó J, Castro LEN, et al. Pressurized liquid extraction coupled in-line with SPE and on-line with HPLC (PLE-SPExHPLC) for the recovery and purification of anthocyanins from SC-CO$_2$ semi-defatted Açaí (Euterpe oleracea). Food Res Int. 2022, 160:111711.

［11］ Feliciano RP, Meudt JJ, Shanmuganayagam D, et al. Supercritical fluid extraction (SFE) of cranberries does not extract oligomeric proanthocyanidins (PAC) but does alter the chromatography and bioactivity of PAC fractions extracted from SFE residues. J Agric Food Chem. 2014, 62(31):7730-7737.

［12］ Parkes R, McGee D, McDonnell A, et al. Rapid screening of phenolic compounds in extracts of photosynthetic organisms separated using a C18 monolithic column based HPLC-UV method. J Chromatogr B Analyt Technol Biomed Life Sci. 2022, 1213:123521.

［13］ El-Haddad AE, Sheta NM, Boshra SA. Isolation, formulation, and efficacy enhancement of morin emulsified carriers against lung toxicity in rats. AAPS PharmSciTech. 2018, 19(5):2346-2357.

［14］ Zhang T, Zhang Z, Wang X. Composition and antioxidant ability of extract from different flaxseed cakes and its application in flaxseed oil. J Oleo Sci. 2022,12.

［15］ Cruz-Salomón KDC, Cruz-Rodríguez RI, Espinosa-Juárez JV, et al. In vivo and in silico study of the antinociceptive and toxicological effect of the extracts of Petiveria alliacea L. leaves. Pharmaceuticals (Basel). 2022,15(8).

［16］ Csuti A, Sik B, Ajtony Z. Measurement of naringin from citrus fruits by high-performance liquid chromatography-a review. Crit Rev Anal Chem. 2022, 1-14.

［17］ Saha S, Singh J, Paul A, et al. Anthocyanin profiling using UV-Vis spectroscopy and liquid chromatography mass spectrometry. J AOAC Int. 2020, 103(1):23-39.

［18］ Xia H, Dai Y, Zhao C, et al. Chromatographic and mass spectrometric technologies for chemical analysis of Euodiae fructus: A review. Phytochem Anal. 2023, 34(1):5-29.

［19］ Stylos E, Chatziathanasiadou MV, Syriopoulou A, et al. Liquid chromatography coupled with tandem mass spectrometry (LC-MS/MS) based bioavailability determination of the major classes of phytochemicals. J Chromatogr B Analyt Technol Biomed Life Sci. 2017, 1047:15-38.

［20］ Przybylska A, Gackowski M, Koba M. Application of capillary electrophoresis to the analysis of bioactive compounds in herbal raw materials. Molecules. 2021, 26(8).

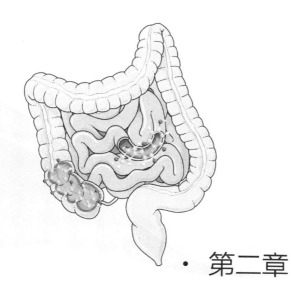

· 第二章 ·

类黄酮的消化、吸收、代谢与利用

作为多酚化合物中的一类，类黄酮具有广泛的生物活性。然而，生物利用度较差一直是此类化合物用作药物或保健品的主要障碍。在消化、吸收和分布过程的各个阶段，类黄酮的生物利用度与其分子结构密切相关。本章中，我们通过透视类黄酮的消化、吸收及代谢，揭示类黄酮在胃肠道中的特定生物活性及其生物利用度的各种影响因素。

第一节　类黄酮的消化

类黄酮被摄入后，其分子中的糖苷可经唾液中的消化酶初步水解，随后进入胃肠道，经历一系列的酶解消化。在小肠中，上皮细胞刷状缘的乳糖酶根皮苷水解酶（LPH）进一步切割糖单位。在大肠中，肠道菌群可以水解类黄酮的糖苷、葡糖苷酸、硫酸盐、酰胺、酯、内酯，骨架也会发生环状或裂变，其产物随后可以发生还原、脱羧、脱甲基和脱羟基反应[1]。

类黄酮与消化酶会相互作用，这种作用的强弱一方面会影响类黄酮的消化、吸收和利用，另一方面会影响人体消化系统的功能。比较典型的例子是 α-淀粉酶和 α-葡萄糖苷酶。α-淀粉酶在唾液腺和胰腺中产生，负责将可消化淀粉快速转化为糖单体，α- 葡萄糖苷酶是一种存在于小肠上皮细胞中的酶，它催化二糖（主要是蔗糖和麦芽糖）以及其他寡糖水解成单糖。研究表明类黄酮可抑制这些酶，并且存在一定的结构 - 活性关系：①羟基，尤其是 A-C 环 C-5 和 C-7 位和 B 环的 C-3' 和 C-4' 位存在羟基，可以增加类黄酮对 α- 葡萄糖苷酶和 α- 淀粉酶的抑制活性；②甲基化和甲氧基化会"阻断"游离羟基，从而降低类黄酮相应活性；③虽然糖基化增加了游离羟基的数量，但类黄酮糖苷的生物活性远低于其苷元；④具有 C-2 ═ C-3 的不饱和键的类黄酮表现出更好的平面性，其对 α- 葡萄糖苷酶和 α- 淀粉酶的抑制活性也更为突出；⑤没食子酰儿茶素比非没食子酰化儿茶素具有更强的抑制作用，其活性也受到 A-C 环 C-3 和 C-5 羟基、B 环或 C 环中羟基数、2,3- 顺 / 反异构的影响；⑥ B 环连接在 C-2 位而不是 C-3 位的类黄酮具有更强的抑制活性[2]。

另有研究显示，增加氢键供体和受体数量与类黄酮的 α- 淀粉酶抑制活性有关。此外，$XlogP_3$（油水分配系数）与抑制比例呈负相关，这表明类黄酮与 α- 淀粉酶的相互作用不受疏水相互作用的控制，而是由氢键控制。这一假设得到了基于对接研究数据的支持，该方法使用已发表的人唾液 α- 淀粉酶（PDB:1SMD）晶体结构，使用灵活的配体刚性结合位点预测（Glide）和灵活的配体 - 柔性结合位点预测（FLO+）协议。结果表明，类黄酮对唾液 α- 淀粉酶的抑制作用，通常取决于两种类型的相互作用：① C-7（A 环）和 C-4'（B 环）的羟基与 Asp197 和 Glu233 的侧链形成氢键，以及 Trp59 的吲哚和黄酮杂环之间的 π-π 相互作用；② C-2 ═ C-3 双键十分重要，它赋予类黄酮分子的平面结构。使用人胰腺 α- 淀粉酶（PDB:LHNY）进行的另一项对接研究，研究结果与早期对唾液淀粉酶的研究结果相吻合，其中氢键和 π-π 相互作用在类黄酮与淀粉酶结合中起着至关重要的作用[3]。

第二节　类黄酮的吸收

在小肠管腔中，乳糖酶根皮苷水解酶（LPH）对类黄酮 -O-β-D- 葡萄糖苷表现出突出的特异性，释放出的苷元由于亲脂性增加，可以通过被动扩散进入上皮细胞。糖苷则被活性钠依赖性葡萄糖转运蛋白（SGLT-1）转运至上皮细胞内，随后由胞内的 β- 葡萄糖苷酶（cBG）水解。通常情况下，类黄酮的糖苷在吸收前在肠腔或上皮细胞中已被裂解。然而，花青素是一个例外，它以糖苷的形式存在于血浆和尿液中。目前尚不清楚乳糖酶缺乏症（在拉丁美洲、非洲和亚洲的许多国家的患病率高达 60%～100%）对类黄酮生物利用度的影响。腺苷结合盒转运蛋白（ABC）家族是许多化合物（包括类黄酮）的跨细胞通道。该蛋白质家族参与生物活性化合物的泵出肠上皮细胞，或者介导化合物通过基底外侧膜进入门静脉血流，发挥辅助吸收和泵回肠腔的双向作用。ABC 家族的主要成员包括 P- 糖蛋白、多药耐药蛋白和乳腺癌耐药蛋白。它们除了负责跨细胞吸收外，还可以通过细胞旁途径发挥转运功能，其对机体外源物质生物利用度的作用主要取决于剂量和异构体的差异。下面，我们以具体实例介绍类黄酮的体内吸收情况[4]。

使用含有甲基花青素 -3- 咖啡酰槐糖苷 -5- 葡萄糖苷（Pn 3-cafsop-5-glc）的紫肉红薯花青素浓缩物，以每千克体重 38.9μmol 的剂量饲喂雄性 Wistar 大鼠，30min 后 Pn 3-cafsop-5-glc 在血浆中达到峰值 [C_{max}=（50±6.8）nmol/L]，并且在给药后 2h 内仍能检测到化合物的完整形式[5]。

一项研究分析了口服黑莓粉（200g/kg）和柠檬酸（20g/kg）8d 后花青素（矢车菊素 -3- 葡萄糖苷和二甲花翠素 -3- 葡萄糖苷）的吸收情况。第 8d 在血浆中未检测到花青素苷元或结合物。在尿液中，检测到甲基花青素 -3- 葡萄糖苷，可能是矢车菊素 -3- 葡萄糖苷经肝脏代谢的甲基化产物。两者在尿中的总回收率约为 0.26%，而二甲花翠素 -3- 葡萄糖苷的回收率为 0.67%。有趣的是，矢车菊素（糖苷和配基）在粪便中的回收量非常低，表明大鼠肠道菌群可以迅速降解花青素。

这一发现与从波森莓中提取的矢车菊素 -3- 槐糖苷、矢车菊素 -3- 葡萄糖苷、矢车菊素 -3- 葡糖芸香苷、花青素 -3- 芸香苷的体外研究结果相符。在这项研究中，使用了包含小鼠十二指肠、空肠、回肠和结肠段模拟装置，最终确定花青素的主要吸收部位是空肠，十二指肠吸收较少，回肠或结肠没有明显吸收[6]。

另一项研究评估了 SD 大鼠单剂量口服 50mg/kg 原花青素 B2（PB2）的吸收情况。结果表明，原花表素 B2 在血浆中以 PB2 原形、(-)- 表儿茶素、3'-O-甲基 - 表儿茶硫酸盐等形式存在，C_{max} 在 30～60min 出现。与其他类黄酮一样，PB2 及其代谢物的尿回收率较低（18h 后仅占给药剂量的 0.025%～0.340%）。

有学者以 [4-^{14}C] 染料木黄酮（4mg, 1.833MBq/kg）饲喂雄性和雌性 Wistar 大鼠研究异黄酮的体内吸收。结果发现，雄性大鼠血浆中的放射性浓度显著高于雌性大鼠。在吸收和分布阶段（0.5～2.5h）的差异更为明显。这些差异导致雄性大鼠比雌性大鼠具有更高的 C_{max}（2250ng/mL 和 601ng/mL）、$t_{1/2}$（12.4h 和8.5h）、$AUC_{0-\infty}$（曲线下面积）[14147（ng·h）/mL 和 8353（ng·h）/mL] 和MRT（平均停留时间）（17.0h 和 12.9h）。有研究通过喂食和禁食雄性 Wistar

大鼠，评估了染料木黄酮和黄豆苷元的吸收情况。两者的血浆浓度显著不同，表明这两种异黄酮的药代动力学（PK）具有明显的食物效应。禁食组在 10min 达到 C_{max} ［黄豆苷元和染料木黄酮分别为（20.9±4.4）μmol/L 和（11.4±3.1）μmol/L］，而喂食组在 2h 达到 C_{max} ［黄豆苷元和染料木黄酮分别为（2.4±0.8）μmol/L 和（1.8±0.2）μmol/L］。与喂食大鼠相比，禁食大鼠体内异黄酮硫酸盐浓度较高，而异黄酮葡糖苷酸的浓度较低。此外，无论喂食组还是禁食组大鼠，其体内黄豆苷元硫酸盐的浓度显著高于染料木黄酮硫酸盐。然而，各组之间硫酸盐和葡糖苷酸结合物的浓度没有显著差异。与染料木黄酮结合物相比，黄豆苷元结合物在大鼠体内具有更高生物利用度，推测原因是染料木黄酮结合物相对不易被胃肠道细菌降解[7]。

类黄酮的配基（除去糖苷的类黄酮）在大鼠消化道的近端被吸收。然而，采用腔内和血管灌注大鼠小肠模型，评估黄豆苷元和染料木素吸收时，观察到染料木苷（2.1%）和染料木黄酮葡糖苷酸（1.5%）均可在口服后被小肠吸收，而不仅仅只是配基被吸收。

通过对雄性猪进行静脉给药（0.4mg/kg），观察到槲皮素在 8h 内基本上没有结合物产生。8h 后，血浆总（游离＋结合）槲皮素浓度显著增加。静脉给药的半衰期（$t_{1/2}$）为（17.2±3.7）h，期间可以检测到异鼠李素、4'-O-甲基槲皮素以及山柰酚的结合代谢物，这些代谢物的浓度在给药后 3h 内迅速下降到检测限以下。雄性猪口服槲皮素（50mg/kg 或 500mg/kg）研究结果表明，槲皮素及其代谢物（异鼠李素、4'-O-甲基槲皮素和山柰酚）大部分形成葡糖苷酸结合物，总半衰期 $t_{1/2}$ 为（3.82±0.66）h。对于 50mg/kg 和 500mg/kg 两个剂量的口服生物利用度分别为（0.5±0.2）% 和 0.3%（该剂量组 n=1）。考虑到结合代谢物，口服生物利用度分别增加到（8.6±3.8）% 和 2.6%。最后，当全部槲皮素及其代谢物全部计算在内时，口服生物利用度估计分别增加到（17.0±7.1）% 和 3.4%。有趣的是，另一项关于膳食脂肪对猪口服槲皮素（30μmol/kg）生物利用度影响的研究表明，随着膳食脂肪摄入量增加，槲皮素的生物利用度增加[8]。

以纯化合物经口服、门静脉和静脉给药大鼠（所有途径的剂量均为 10mg/kg），评估槲皮素的药代动力学。结果发现，原形槲皮素、葡糖苷酸/硫酸盐结合物以及总槲皮素的绝对口服生物利用度分别为 5.3%、47.8% 和 59.1%。然而，只有 6.7% 口服给药剂量被肝门静脉吸收。门静脉给药后，原形槲皮素的生物利用度为 52.6%。在大鼠胆汁中排泄的主要代谢物是葡萄糖醛酸化/硫酸化和甲基化结合物（达到给药剂量的 35%），未检测到原形槲皮素。

大鼠口服 0.25% 柚皮素、0.38% 柚皮素 -7- 葡萄糖苷或 0.5% 柚皮素 -7- 鼠李糖苷与对照饮食进行对比，评估柚皮素及其糖苷（柚皮素 -7- 鼠李糖苷和柚皮素 -7- 葡萄糖苷）的生物利用度。经检测，体循环中的代谢物是柚皮素葡萄糖醛酸和硫代结合代谢物，并且与柚皮素和柚皮素 -7- 葡萄糖苷相比，柚皮素 -7- 鼠李糖苷的吸收表现出延迟。此外，柚皮素 -7- 葡萄糖苷给药后，盲肠中未检测到葡萄糖苷，而单次给药后柚皮素 -7- 鼠李糖苷在盲肠中能够检出。然而，适应后（多次给药 14d），在盲肠中未检测到柚皮素 -7- 鼠李糖苷，这表明肠道菌群降解该葡萄糖苷的能力可以适应性增加。比较第 1 天和第 14 天浓度，血浆和胃肠道组织中柚皮素及其代谢物没有表现出积累现象。比格犬经口服用 70mg 葡萄柚提取物胶囊，研究柚皮苷、柚皮素及柚皮素葡糖苷酸的吸收情况。柚皮苷、柚皮素、柚皮素葡糖苷酸分别在 80min、20 ～ 30min、20 ～ 30min 到达 C_{max} 值（0.24μmol/L、0.021μmol/L、0.09μmol/L）[9]。

(+)- 儿茶素、(-)- 表儿茶素及其代谢物（葡糖苷酸、硫酸盐和硫代葡糖苷酸形式）的吸收在单独和组合口服上述类黄酮（1.72mmol/kg）后进行了评估。(+)- 儿茶素、(-)- 表儿茶素被发现主要形成非甲基化或 3'-O- 甲基化的共轭代谢物。(+)- 儿茶素或两种类黄酮组合口服后，血浆代谢物主要是非甲基化形式的葡糖苷酸。(-)- 表儿茶素或两种类黄酮组合口服后，血浆代谢物主要是非甲基化形式的葡糖苷酸和硫代葡糖苷酸以及 3'- 甲基化形式的硫酸盐。以含有 (+)- 儿茶素，(-)- 表儿茶素及其二聚体、三聚体、四聚体，聚合原花青素的葡萄籽提取物（1g/kg）经口给药大鼠，发现 (+)- 儿茶素和 (-)- 表儿茶素在 1h 后分布到回肠，2h 后以黄烷 -3- 醇和原花青素形式进入盲肠。在血浆、肝脏和肾脏中，儿茶素主要以葡糖苷酸和甲基化葡糖苷酸的形式存在。尿液中检测到的主要化合物是 (+)- 儿茶素和 (-)- 表儿茶素的葡糖苷酸、甲基化葡糖苷酸和硫酸盐，而原花青素二聚体 B1、原花青素二聚体 B2、原花青素二聚体 B3、原花青素二聚体 B4 和三聚体 C2 含量较低。24h 后，尿液中排泄的 (+)- 儿茶素和 (-)- 表儿茶素代谢物总量分别为 27% 和 36%。在另一项研究中，雄性 SD 大鼠经口服 (-)- 表儿茶素 -3-O- 没食子酸酯（ECG）（12.5mg/kg、25.0mg/kg 和 50.0mg/kg）和静脉（1mg/kg）给药，其中口服 ECG 表现出基于 C_{max}（49.62ng/mL、213.9ng/mL、464.0ng/mL）和 $AUC_{0-\infty}$[31.18（ng·h）/mL、89.34（ng·h）/mL、401.3（ng·h）/mL]的非线性动力学。12.5mg/kg、25.0mg/kg 和 50.0mg/kg 剂量的绝对生物利用度值分别为 1.02%、1.47% 和 3.30%。ECG 静脉给药后，$t_{1/2}$ 值为 4.03h、CLtot（血浆清除率）为 4.19L/（h·kg）、VDss（稳定分布容积）为 12.39L/kg、$AUC_{0-\infty}$ 为 243（ng·h）/mL。此外，ECG 代谢物 [δ-(3,4- 二羟基苯基)-γ- 戊内酯和 δ-(3- 甲氧基 -4- 二羟基苯基)-γ- 戊内酯] 的累积排泄量分别为给药剂量的 2.45%

和 0.23%，存在时间达 30h。另一项研究评估了不含咖啡因但含 (-)- 表没食子儿茶素 -3-O- 没食子酸酯（EGCG）、(-)- 表没食子儿茶素（EGC）和 (-)- 表儿茶素（EC）的绿茶，通过静脉（25mg/kg）或灌胃（200mg/kg）给药雄性 SD 大鼠的药代动力学。结果表明，EGCG、EGC 和 EC 静脉给药的 $t_{1/2}$、清除率（CL）和表观分布容积（Vd）分别为 212min、45min 和 41min；2mL/（min·kg）、7mL/（min·kg）和 13.9mL/（min·kg）；1.5dL/kg、2.1dL/kg 和 3.6dL/kg。 然而，当静脉给药 EGCG（10mg/kg）时，观察到更短的 $t_{1/2}$（135min）、更大的 CL [72.5mL/(min·kg)] 和更大的 Vd（22.5dL/kg）。这表明 EGC 和 EC 可能影响 EGCG 的消除。灌胃后，EGC、EC 和 EGCG 的生物利用值分别为 13.7%、31.2% 和 0.1%。还有一项研究通过静脉内（21.8μmol/kg）或灌胃（163.8μmol/kg）给药 CF-1 小鼠后，评估了 (-)- 表没食子儿茶素 -3-O- 没食子酸酯（EGCG）的药代动力学。静脉注射和灌胃给药后，C_{max} 分别为（2.7±0.7）μmol/L 和（0.28±0.08）μmol/L，其中 50%～90%EGCG 代谢物被检测为葡糖苷酸。与之前大鼠研究得到的生物利用度 [（1.6±0.6）%] 相比，EGCG 在小鼠体内的生物利用度更高 [（26.5±7.5）%]。另外，葡萄糖醛酸化 EGCG 的 $t_{1/2}$ 比 EGCG（804.9～1102.3min）短了近 10 倍。在静脉给药后，在肺部、前列腺、脾脏、肝脏、肾脏、小肠和结肠中检测到的 EGCG 量为 0.31～3.56nmol/g。此外，胃内给药后，小肠和结肠中的 EGCG 浓度很高（分别为 45.2nmol/g 和 7.86nmol/g）。由于 EGCG 在人和啮齿动物中生物利用度较低，因此人们尝试其他替代给药途径以改善其生物利用度。研究人员利用 SKH-1 小鼠评估透皮递送 EGCG 的药代动力学。通过透皮凝胶将 EGCG（50mg/kg，相当于 28.6μg/cm²）递送至表皮和真皮，其浓度分别为 121.0～1365.7ng/g 和 42.6～411.2ng/g。血浆 C_{max}、$t_{1/2}$ 和 AUC_{0-24h} 分别为 44.5ng/mL、94.4h 和 881.5（ng·h）/mL。这些值高于之前报道的口服 EGCG 血浆分布值。肝脏、小肠和结肠的 $t_{1/2}$ 和 AUC_{0-24h} 分别为 21.3～74.6h 和 715～2802（ng·h）/g[10-12]。

饲喂比格犬含有 173mg（12.35mg/kg）儿茶素的绿茶提取物胶囊，评估绿茶儿茶素的体内吸收情况。经测定，血浆中可以检测到两种没食子酰儿茶素和三种共轭形式，它们 [EGCG、(-)- 表儿茶素 -3- 没食子酸酯（ECG）和 (-)- 表没食子儿茶素葡糖苷酸、(-)- 表儿茶素葡糖苷酸、(-)- 表儿茶素硫酸盐] 在约 1h 分别达到 C_{max}：0.3μmol/L、0.1μmol/L、0.8μmol/L、0.2μmol/L 和 1.0μmol/L。此外，儿茶素以结合形式存在于尿液中，EGCG 和 ECG 在胆汁中排泄，代谢物 EGC- 葡糖苷酸具有较高的平均停留时间（MRT），表明其可能存在肠肝再循环[13]。

针对黄芩苷（BG）及其结合代谢物（BGM），通过静脉注射（37μmol/kg）和口服（224μmol/kg）给药，确定大鼠体内 BG 和 BGM 的生物利用度分别为 2.2% 和 27.8%。同时，研究发现 BG 经历了高度的葡萄糖醛酸化（母体化合物和葡萄糖醛酸之间的 AUC 差异达 118 倍）。BG 和黄芩素的吸收机制在原位大鼠胃灌注模型中进行了研究。结果表明，BG 在胃中吸收适中，但在小肠和结肠中吸收较差，而黄芩素在胃和小肠中吸收良好，但在结肠中吸收较少。据报道，BG 有两个吸收部位。首先是在肠道上段，BG 可能被直接吸收；其次是在结肠。此外，BG 可以在胆汁中检测到并促进黄芩素的吸收，这可能与 BG 肠肝循环有关[14]。

第三节　类黄酮的分布

采用 [4-^{3}H]EGCG（4mg，200μCi/kg）灌胃雄性 Wistar 大鼠，研究人员发现 (-)- 表没食子儿茶素没食子酸酯（EGCG）吸收后分布在消化道（胃、小肠、盲肠和大肠）、大脑、眼睛、胸腺、肺、心脏、脾脏、肝脏、胰腺、肾脏、肾上腺、前列腺、睾丸、血液、血浆和红细胞。8h 后，胃中的放射量只占摄入总量的约 5%。在小肠、盲肠和大肠中，4h 达到摄入总量的 40.5%，8h 达到摄入总量的 46.4%，12h 为摄入总量的 13.2%。放射量在 24h 内大幅度降低，到 72h 基本消失。血液、血浆和红细胞中的放射量在 24h 达到峰值。以血细胞比容为 53.1% 进行估测，血浆和红细胞中的放射比值为 3 : 1。组织与血液中的放射量相似，C_{max} 均小于 0.2%，但肝脏除外（C_{max} 为 0.7%）。在给药后 2h，肝脏为 0.5%，放射剂量增加，但不影响血液中的放射量。这意味着 EGCG 代谢物可能经历首过代谢，并在体循环之前从胆汁中排出，因此不会在组织中积聚。另一项研究评估了 [4-^{3}H]EGCG（48.1GBq/mmol）灌胃 CD-1 雄性和雌性小鼠后的体内分布。给药后 24h，雌性和雄性小鼠尿中分别有 6.6% 和 6.4% 的总放射性物质排泄，而 37.7% 和 33.1% 通过粪便排出。此外，观察到大部分放射性存在于胃中，其次是小肠和结肠。在大脑、肺、心脏、肝脏、肾脏、脾脏、胰腺、子宫、卵巢、乳腺、膀胱、骨骼和皮肤等多个其他组织中都可检测到 EGCG，表明 EGCG 在小鼠体内分布广泛。在大鼠的非放射性标记研究中也获得了类似的结果。上述研究说明，EGCG 可以少量穿过血脑屏障，分布到大鼠的大脑皮质、脑干和海马中[15]。

前期研究已经确定，黑醋栗花青素（BCA）的典型组成谱是：47% 飞燕草

素 -3- 芸香糖苷、35% 矢车菊素 -3- 芸香糖苷、13% 飞燕草素 -3- 葡萄糖苷和 5% 矢车菊素 -3- 葡萄糖苷。通过大鼠口服 BCA（463mg/kg，相当于 100mg/kg 花青素），大鼠腹腔注射（500mg/kg，相当于 108mg/kg 花青素）以及静脉注射（92.6mg/kg，相当于 20mg/kg 花青素），检测这些花青素在血浆和眼部组织（房水、角膜、巩膜、脉络膜、虹膜、睫状体、视网膜、玻璃体液和晶状体）中的分布。在大鼠经口和腹腔给药后，在血浆和所有眼部组织中都鉴定出上述花青素。大鼠腹腔注射后，某些眼部组织中总花青素的浓度高于血浆。家兔静脉注射后，在血浆和几种眼组织（房水、角膜、巩膜、脉络膜、睫状体、虹膜和视网膜）中均可检测到 BCA，但玻璃体液和晶状体中浓度较低。上述结果表明，BCA 的完整形式能够通过大鼠和家兔的血视网膜屏障分布到眼部隔室[16]。

通过经口给药 [4-^{14}C] 染料木黄酮（4mg，1.833MBq/kg），有学者研究了染料木黄酮在雄性和雌性 Wistar 大鼠体内的分布。染料木黄酮可迅速通过胃肠道，分别于 2h 和 7h 后在小肠和盲肠中达到最高浓度。在所有收集的组织中，肝脏的放射性最高。另外，血浆中的放射性也相对较高，可能与肠道高循环放射性浓度有关，但脂肪中的分布并不明显，可能与染料木黄酮的脂溶性差有关。生殖组织除睾丸外，子宫、卵巢、阴道和前列腺均比其他外周组织含量更高。另一项研究，通过大鼠口服 [4-^{14}C] 槲皮素 -4'- 葡萄糖苷后测定其在血浆和组织中的分布。在给药后 1h，93.6% 的药物在肠道中被重度代谢（共有 18 种去糖基化代谢物以不同程度结合成葡萄糖醛酸化、甲基化和 / 或硫酸化产物）。原形 [4-^{14}C] 槲皮素 -4'- 葡萄糖苷仅在肠道中检测到，占总放射性的 26.2%，在肠道和肝脏中可以检测到其微量苷元，但在血浆或肾脏中检测不到。在一项类似研究中，大鼠口服相同剂量后，放射性的总恢复率为 96%，剩余的放射性在血浆、肝脏和肾脏中被检测到。然而，与肠道放射性相比，这些量非常低，表明化合物的全身循环吸收可能有限，并且在组织中的分布很少。该研究仅在给药后 1h 收集样本，有可能后期时间点会获得不同结果。另一项使用 [4-^{14}C] 槲皮素 -4'- 葡萄糖苷（7.6mg，58.5×10^{6}dpm）饲喂大鼠的研究表明，2h 后原形槲皮素 -4'- 葡萄糖苷已经全部代谢几乎检测不到，超过 85% 的摄入放射性分布在胃肠道，约 6% 被血液、肝脏和肾脏吸收。2h 后检测到 20 多种不同的槲皮素葡萄糖醛酸化和硫酸化结合代谢物。5h 后，主要的放射性标记代谢物是分布在肠、肝和肾的槲皮素二葡萄糖苷酸以及分布在血浆中的甲基槲皮素葡萄糖醛酸硫酸盐。上述研究都是针对槲皮素的单剂量组织分布研究，有一些研究评估了槲皮素的长期分布。一个涉及单次口服剂量（25mg/kg）和每天两次（BID）口服总剂量（50mg/kg）持续 4 周的研究表明，单次给药后，肝脏槲皮素浓度高于血浆，而在两次给药后，肠壁和肾脏中的浓度更高。此外，在结肠、肾脏、空肠、肝脏、淋巴结、肠系膜、肺、白色脂肪组织、膈肌、背最长肌和大脑等组织，槲皮素葡萄糖苷酸的分布量均不相同，多次给药后没有明显蓄积。另一项大鼠口服槲皮素（50mg/kg 和 500mg/kg）11 周的研究表明，槲皮素及其代谢物异鼠李素、柽柳黄素和槲皮素 -3- 葡糖苷酸广泛分布于大鼠组织（血浆、肺、睾丸、肾脏、胸腺、心脏、肝脏、棕色脂肪、骨骼、肌肉、白色脂肪、大脑和脾脏）中。两个摄入剂量在肺中检测到的类黄酮浓度最高分别为 3.98nmol/g 和 15.3nmol/g。在大脑、白色脂肪和脾脏组织中浓度最低。在猪口服槲皮素（500mg/kg）3d 的短期分布研究中，相对于血浆、肝脏、肾脏、脑、心脏和脾脏，槲皮素及其之前描述的代谢物在肝脏和肾脏中浓度最高（分别为 5.87nmol/g 和 2.51nmol/g），而大脑、心脏和脾脏的分布浓度相对最低[16-17]。

　　包括黄豆苷元的多种类黄酮的胎盘转移已经得到证明。静脉注射黄豆苷元（10mg/kg）给妊娠第 18d 的 DA/Han 大鼠。孕鼠血浆中黄豆苷元最初浓度（约 25μg/mL）较高，但在 2h 后迅速下降至 <1μg/mL，部分原因是黄豆苷元快速分布到母体和胎儿组织中，并迅速转化为糖苷形式。10min 内肾脏中 C_{max} 平均值为 13μg/g，肝脏中为 31μg/g，子宫中为 5μg/g，胎盘中为 3μg/g，胎儿肝脏中为 1μg/g，表明黄豆苷元能够从母体快速转移到胎儿。另一项研究，在妊娠第 5 ～ 19d 或仅在第 19d 口服给药染料木黄酮（4mg/kg 或 40mg/kg）评估其胎盘转移情况。经测定，血浆中的主要代谢物为染料木黄酮葡糖苷酸，而胎儿血浆中的主要代谢物为染料木黄酮葡糖苷酸和硫酸盐。大鼠体内，染料木黄酮主要代谢为葡糖苷酸和硫酸盐结合物，但只有染料木黄酮母体化合物能够激活雌激素受体 α 和 β。这项研究发现，胎盘组织中染料木黄酮的浓度高于任何一种代谢物，表明染料木黄酮在大鼠妊娠期间可能具有潜在的靶器官作用。还有一项研究发现，染料木黄酮通过胎盘到达胎儿大脑，达到的浓度与母体大脑中的浓度相接近[18]。

　　妊娠 15.5d 的 SD 大鼠母鼠口服绿茶提取物（166mg）。母鼠血浆总儿茶素浓度 [(+)- 儿茶素、(-)- 表儿茶素、(-) 没食子儿茶素、(-)- 表没食子儿茶素、(-)- 儿茶素没食子酸酯、(-)- 表没食子儿茶素没食子酸酯、(-)- 表儿茶素没食子酸酯、没食子儿茶素没食子酸酯] 比胎盘中高约 10 倍，比胎儿血浆中高 50 ～ 100 倍。(-)- 表儿茶素浓度在母鼠血浆中最高，而 (-)- 表没食子儿茶素没食子酸酯浓度在胎盘和胎儿中最高，表明至少对于绿茶儿茶素而言，在子宫内可能具有抗氧化潜在作用[19]。

　　利用成年期和胎儿期 SD 大鼠研究染料木黄酮的哺乳期转移。产后第

7 天到第 10 天给泌乳母鼠服用 50mg/（kg·d）染料木黄酮，结果表明血清染料木黄酮浓度为（1.22±1.30）µmol/L，而血清染料木黄酮苷元浓度为（0.042±0.037）µmol/L。母乳中染料木黄酮含量为（0.47±0.21）µmol/L，染料木黄酮苷元为（0.14±0.08）µmol/L，相当于给幼崽服用 0.51mg/（kg·d）染料木黄酮。幼崽从母乳中摄入的剂量比母鼠的摄入剂量低 100 倍。幼崽血清染料木黄酮浓度为（0.039±0.011）µmol/L，血清染料木黄酮苷元浓度非常低。该研究表明染料木黄酮通过哺乳转移至 SD 大鼠幼崽能力有限[20]。

第四节　类黄酮的代谢

　　一旦被吸收，类黄酮就会遵循外源性有机物质的共同代谢途径，经历Ⅱ相酶促代谢。类黄酮经 UDP- 葡萄糖醛酸基转移酶（UGT）、磺基转移酶（SULT）和儿茶酚 -O- 甲基转移酶（cOMT）催化，分别与葡萄糖醛酸、硫酸盐和甲基结合。Ⅱ相代谢首先发生在小肠壁，之后代谢物通过门静脉进入肝脏，进一步转化后进入体循环，最终通过肾脏排泄。类黄酮的某些Ⅱ相代谢物也可能通过胆汁的肠 - 肝再循环从肝脏循环回小肠。这方面的研究和数据不多，推测可能比例较低。除了被吸收进入血液循环外，类黄酮的Ⅱ相代谢物还可以通过腺苷结合盒转运蛋白（ABC）家族成员介导回流到小肠腔中。回肠造口实验研究表明，大量的类黄酮代谢物及其母体化合物沿着胃肠道向下移动到达大肠，在那里它们与常驻微生物群相遇。肠道细菌可以水解糖苷、葡糖苷酸、硫酸盐、酰胺、酯、内酯，类黄酮骨架也会发生环状裂变，其产物随后可以发生还原、脱羧、脱甲基和脱羟基反应。这些复杂修饰产生的低分子量分解代谢物可以被有效地原位吸收，其中一些在进入循环之前于局部和 / 或肝脏中经历进一步的Ⅱ相代谢，通过尿液大量排泄。此外，糖苷中超过一半的碳以及类黄酮 A 环可代谢为短链脂肪酸，因此可用于宿主的能量代谢并最终以二氧化碳的形式呼出[21]。

　　采用 [4-³H]EGCG（4mg，200µCi/kg）灌胃雄性 Wistar 大鼠，评估 EGCG 的代谢及途径。研究中，有一种占放射总量 68% 的代谢物（M-2）从尿液中排出。当含有 M-2 的尿液样品用 H-1 型 β- 葡萄糖醛酸酶（β- 葡萄糖醛酸酶 / 硫酸酯酶混合物）处理时，M-2 的放射性消失，并检测到新的代谢物（M-1），表明 M-2 是 M-1 的葡糖苷酸化合物。在粪便样品中，观察到三个放射性峰（P-1、P-2 和 P-3）。经过进一步分析，它们分别是 EGC、M-1、EGCG。M-1 和 M-2 的化学结构通过 ¹H NMR 分析，确定为 (-)-5-(3', 5'- 二羟基苯基)-(4R)-γ- 戊内

酯和 (-)-5-(3', 5'- 二羟基苯基)-(4R)-γ- 戊内酯 -3'-O-β- 葡糖苷酸。其他静脉注射给药的研究也发现了类似的代谢物。口服 EGCG 在肠道中被吸收后，其会通过门静脉进入肝脏，其中多数在肠黏膜和 / 或肝脏形成结合物，有些在肝脏中进一步甲基化。有人提出，一旦 EGCG 到达大肠和盲肠，EGCG 就被肠道细菌降解形成 M-1。然后，大部分 M-1 被人体吸收，在肠黏膜和 / 或肝脏中发生葡萄糖醛酸化，形成 M-2 进入体循环，随后分布到各个组织，最后通过尿液排出体外。大鼠口服 100mg(-)- 表儿茶素，在尿液中检测到三种代谢物，M1 [(-)- 表儿茶素]、M2 [3'-O- 甲基 -(-)- 表儿茶素]、M3 [4'-O- 甲基 (-)- 表儿茶素] 以及另外两种结合物 (-)- 表儿茶素 -5-O-β- 葡糖苷酸和 3'-O- 甲基 -(-)- 表儿茶素 -5-O-β- 葡糖苷酸。血浆和尿液中可以检测到 (-)- 表儿茶素和 3'-O- 甲基 -(-)- 表儿茶素，但胆汁中检测不到，尿液中累积排泄量约为给药量的 8%。通过灌胃大鼠（1g/kg）评估葡萄籽多酚的代谢情况，检测发现有四种代谢物 [(+)- 儿茶素、(-)- 表儿茶素、3'-O- 甲基 -(+)- 儿茶素、3'-O- 甲基 -(-)- 表儿茶素] 在给药 3h 后达到血清 C_{max}。此外，它们的尿排泄量为给药剂量的 0.254%，大部分在给药后 25h 内全部排泄[21]。

饲喂雄性 Wistar 大鼠含有 2.5g/kg 槲皮素或 2.5g/kg 儿茶素的食物（小麦淀粉、酪蛋白、花生油、无机盐混合物和维生素混合物），研究槲皮素和儿茶素的代谢。在喂食儿茶素的大鼠中，血浆中检测到硫化 / 葡萄糖醛酸化衍生物。与儿茶素喂养的大鼠相比，槲皮素在大鼠血液中表现出更低的 C_{max}、更短的 t_{max} 以及更高的甲基化率，并且只有葡萄糖醛酸化代谢物。同样，在肝脏中，儿茶素和槲皮素被广泛甲基化（90% ～ 95%），儿茶素和甲基儿茶素主要以游离苷元形式存在（80%），70% ～ 75% 的槲皮素以结合代谢物形式存在。大鼠口服给药花青素 -3-O-β-D- 吡喃葡萄糖苷（Cy3G）（100mg/kg）后，检测到四种代谢物：花青素葡糖苷酸（M1）、4'- 邻甲基花青素 -3- 葡糖苷酸（M2）、芍药苷 -3- 葡糖苷酸（M3）和 4'-O- 甲基氰基葡糖苷酸（M4）。它们达到 C_{max} 的情况为：Cy3G 在 15min 到达 C_{max}（22nmol/L），M2 也在 15min 到达 C_{max}（5nmol/L），M3 在 30min 到达 C_{max}（21nmol/L），M1 在 60min 到达 C_{max}（8.5nmol/L），M4 在 120min 到达 C_{max}（20nmol/L）。后续研究又确定了一些其他代谢物，分别为邻甲基花青素 -3-O-β-D- 吡喃葡萄糖苷葡糖苷酸和 3'-O- 甲基花青素 -3-O-β-D- 吡喃葡萄糖苷[22]。

通过大鼠口服 [100mg/（kg·d）] 橘皮素 12d，评估橘皮素体内生物转化情况。经测定，除了橘皮素母体化合物外，在粪便和尿液中检测到七种代谢物，分别是 4',6,7- 三羟基 -5,8- 二甲氧基黄酮、4',7- 二羟基 -5,6,8- 三甲氧基黄酮、4', 6- 二羟基 -5,7,8- 三甲氧基黄酮、3',4'- 二羟基 -5,6,7,8- 四甲氧基黄酮、4'- 羟基 -5,6,7,8- 四甲氧基黄酮、6- 羟基 -4',5,7,8- 四甲氧基黄酮以及 5,6- 二羟基 -4',7,8- 三甲氧基黄酮。此外，尿液中具有完整黄烷核的橘皮素代谢物总量相当于约 11% 给药剂量[23]。

通过制备经血管和内腔灌注过的大鼠小肠，可以进行类黄酮的离体代谢研究。利用该方法，科研人员研究了染料木黄酮和染料木苷（染料木黄酮 -7- 葡萄糖苷）的吸收和代谢。通过使用染料木黄酮和管腔损失的差异作为指标，有 46.4% 的染料木黄酮被吸收。在血管侧，观察到染料木黄酮主要以葡萄糖苷酸（31.3%）和游离染料木黄酮（9.3%）形式存在。在管腔流出物中，相对于葡萄糖苷酸（13.3%），游离的染料木黄酮占主导地位（40.3%）。而在肠道组织中，糖苷化和葡萄糖苷酸化的染料木黄酮的含量几乎相同（3%）。有趣的是，在任何腔室均未发现硫酸盐结合物的存在。在所有测试浓度（5.9μmol/L、12.0μmol/L 和 23.8μmol/L）下，染料木苷的肠道吸收率比较一致为（14.9±2.3）%。大多数染料木苷在管腔侧以染料木黄酮葡糖苷酸（19.5%）形式出现，在血管侧以染料木苷（1.3%）和染料木黄酮（1.9%）形式出现。同样，雄性和雌性 Wistar 大鼠口服 [4-^{14}C] 染料木黄酮（4mg，1.833MBq/kg）的研究表明，4- 羟基苯基 -2- 丙酸在雄鼠粪便中占主导地位，而二氢黄酮在雌鼠粪便中占主导地位。染料木黄酮在血浆中的主要代谢物是染料木黄酮葡糖苷酸。雄性大鼠肝脏主要含有硫酸化染料木黄酮，而雌性大鼠肝脏主要含有染料木黄酮苷元[24]。

第五节　类黄酮的排泄

采用 [4-^{3}H]EGCG（4mg,200μCi/kg）灌胃雄性 Wistar 大鼠，评估尿液和粪便中 EGCG 的排泄量。72h 尿中累积排泄剂量为摄入量的 32.1%，8 ～ 12h 为 12.7%，12 ～ 24h 为 11.2%。8h 后检测出粪便具有放射物，72h 粪便累积排泄放射剂量为 35.2%。一项排泄物收集时间长达 168h 的针对雄性和雌性 Wistar 大鼠口服 [4-^{14}C] 染料木黄酮（4mg, 1.833MBq/kg）的研究表明，尽管两种性别的总排泄放射剂量相似，但雄性大鼠 24h 粪便样品中的放射剂量显著高于雌性大鼠，在尿液和粪便中的回收放射剂量达到 90%[25]。

通过大鼠口服给药 [^{3}H] 芹菜素（10mg，10μCi/kg）评估芹菜素的排泄。给药 10d，51.0% 的放射性物质通过尿液排泄，12.0% 通过粪便排泄，1.2% 在血液，0.4% 在肾脏，9.4% 在肠道，1.2% 在肝脏，24.8% 在躯干。尿液排泄存在性别差异，在雌性大鼠中，芹菜素葡糖醛酸结合物和芹菜素硫化物的排泄量分别为 10.0%～31.6% 和 2.0%～3.6%；在雄性大鼠中，两种代谢物的尿排泄分别为 4.9% 和 13.9%。唯一表现出性别差异的组织（雄性大鼠高于雌性大鼠）是肝脏。采用单次口服染料木黄酮（20mg/kg）或含等效剂量染料木黄酮苷的大豆提取物，2h 后染料木黄酮处理大鼠的血浆染料木黄酮浓度为（11.0±2.3）μmol/L，大豆提取物处理大鼠为（4.93±0.22）μmol/L，超过 8h 后二者基本没有差异。与大豆提取物处理的大鼠相比，染料木素处理大鼠的尿排泄量高出10 倍。然而，48h 内尿液中（17.5%～19.9%）和粪便中（21.1%～21.9%）的剂量回收率在两组之间相似。另有报道称染料木黄酮的吸收、代谢和排泄存在不同剂量（6.25mg/kg、12.5mg/kg、50mg/kg）口服给药的非线性剂量依赖方式。通过大鼠单次口服菊花提取物（200mg/kg）研究木犀草素和芹菜素的药代动力学，发现二者分别在 1.1h 和 3.9h 达到 C_{max}。木犀草素和芹菜素的 AUC 值分别为 23.03（μg·h）/mL 和 237.6（μg·h）/mL。在胆汁中排泄的木犀草素和芹菜素的累积量分别为给药剂量的 2.05% 和 6.34%，木犀草素的总回收率为37.7%（尿液 6.6%、粪便 31.1%），芹菜素的总回收率为 45.2%（尿液 16.6%、粪便 28.6%）[26]。

大鼠口服树莓汁（2.7mL）评估花青素的排泄。树莓汁含有以下花青素（总含量为 918nmol）：矢车菊素 -3,5- 二葡萄糖苷、矢车菊素 -3- 槐糖苷、矢车菊素 -3-O- 芸香糖 -2-O- 葡萄糖苷、矢车菊素 -3- 葡萄糖苷、花葵素 -3- 槐糖苷、矢车菊素 -3- 木糖基芸香苷、矢车菊素 -3- 芸香苷、花葵素 -3-O- 芸香糖 -2-O- 葡萄糖苷、花葵素 -3- 葡萄糖苷。在给药后 1h，血浆中检测到未代谢的花青素，2h后含量迅速下降，4h 后降至可检测水平以下。24h 尿液中花青素的总回收量相当于摄入剂量的 1.2%，表明结肠细菌的降解作用可引起吸收不良。在盲肠、结肠和粪便中仅检测到微量的花青素，在肝脏、肾脏和大脑中无法检测到[27]。

参考文献

［1］ Ross JA, Kasum CM. Dietary flavonoids: bioavailability, metabolic effects, and safety. Annu Rev Nutr. 2002, 22:19-34.

［2］ Wiseman S, Mulder T, Rietveld A. Tea flavonoids: bioavailability in vivo and effects on cell signaling pathways in vitro. Antioxid Redox Signal. 2001, 3(6):1009-1021.

［3］ vZhang M, Zhu S, Yang W, et al. The biological fate and bioefficacy of citrus flavonoids: bioavailability, biotransformation, and delivery systems. Food Funct. 2021, 12(8):3307-3323.

［4］ Felgines C, Texier O, Besson C, et al. Blackberry anthocyanins are slightly bioavailable in rats. J Nutr. 2002, 132(6):1249-1253.

［5］ Matuschek MC, Hendriks WH, McGhie TK, et al. The jejunum is the main site of absorption for anthocyanins in mice. J Nutr Biochem. 2006, 17(1):31-36.

［6］ Baba S, Osakabe N, Natsume M, et al. Absorption and urinary excretion of procyanidin B2 [epicatechin-(4beta-8)-epicatechin] in rats. Free Radic Biol Med. 2002, 33(1):142-148.

［7］ Ichiyanagi T, Shida Y, Rahman MM, et al. Bioavailability and tissue distribution of anthocyanins in bilberry (Vaccinium myrtillus L.) extract in rats. J Agric Food Chem. 2006, 54(18):6578-6587.

［8］ Nielsen IL, Dragsted LO, Ravn-Haren G, et al. Absorption and excretion of black currant anthocyanins in humans and watanabe heritable hyperlipidemic rabbits. J Agric Food Chem. 2003, 51(9):2813-2820.

［9］ Talavéra S, Felgines C, Texier O, et al. Anthocyanins are efficiently absorbed from the stomach in anesthetized rats. J Nutr. 2003, 133(12):4178-4182.

［10］ Talavéra S, Felgines C, Texier O, et al. Anthocyanins are efficiently absorbed from the small intestine in rats. J Nutr. 2004, 134(9):2275-2279.

［11］ Shimoi K, Okada H, Furugori M, et al. Intestinal absorption of luteolin and luteolin 7-O-beta-glucoside in rats and humans. FEBS Lett. 1998, 438(3):220-224.

［12］ McGhie TK, Ainge GD, Barnett LE, et al. Anthocyanin glycosides from berry fruit are absorbed and excreted unmetabolized by both humans and rats. J Agric Food Chem. 2003, 51(16):4539-4548.

［13］ Ichiyanagi T, Rahman MM, Kashiwada Y, et al. Absorption and metabolism of delphinidin 3-O-beta-D-glucoside in rats. Biofactors. 2004, 21(1-4):411-413.

［14］ Walton MC, Lentle RG, Reynolds GW, et al. Anthocyanin absorption and antioxidant status in pigs. J Agric Food Chem. 2006, 54(20):7940-7946.

［15］ Kohri T, Matsumoto N, Yamakawa M, et al. Metabolic fate of (-)-[4-(3)H]epigallocatechin gallate in rats after oral administration. J Agric Food Chem. 2001, 49(8):4102-4112.

［16］ Suganuma M, Okabe S, Oniyama M, et al. Wide distribution of [3H](-)-epigallocatechin gallate, a cancer preventive tea polyphenol, in mouse tissue. Carcinogenesis. 1998, 19(10):1771-1776.

［17］ Matsumoto H, Nakamura Y, Iida H, et al. Comparative assessment of distribution of blackcurrant anthocyanins in rabbit and rat ocular tissues. Exp Eye Res. 2006, 83(2):348-356.

［18］ Mullen W, Graf BA, Caldwell ST, et al. Determination of flavonol metabolites in plasma and tissues of rats by HPLC-radiocounting and tandem mass spectrometry following oral ingestion of [2-(14C)]quercetin-4'-glucoside. J Agric Food Chem. 2002, 50(23):6902-6909.

［19］ Mullen W, Rouanet JM, Auger C, et al. Bioavailability of [2-(14C)]quercetin-4'-glucoside in rats. J Agric Food Chem. 2008, 56(24): 12127-12137.

［20］ Bieger J, Cermak R, Blank R, et al. Tissue distribution of quercetin in pigs after long-term dietary supplementation. J Nutr. 2008, 138(8):1417-1420.

［21］de Boer VC, Dihal AA, van der Woude H, et al. Tissue distribution of quercetin in rats and pigs. J Nutr. 2005, 135(7):1718-1725.

［22］Graf BA, Ameho C, Dolnikowski GG, et al. Rat gastrointestinal tissues metabolize quercetin. J Nutr. 2006, 136(1):39-44.

［23］Degen GH, Janning P, Diel P, et al. Transplacental transfer of the phytoestrogen daidzein in DA/Han rats. Arch Toxicol. 2002, 76(1):23-29.

［24］Soucy NV, Parkinson HD, Sochaski MA, et al. Kinetics of genistein and its conjugated metabolites in pregnant Sprague-Dawley rats following single and repeated genistein administration. Toxicol Sci. 2006, 90(1):230-240.

［25］Chu KO, Wang CC, Chu CY, et al. Pharmacokinetic studies of green tea catechins in maternal plasma and fetuses in rats. J Pharm Sci. 2006, 95(6):1372-1381.

［26］Chu KO, Wang CC, Chu CY, et al. Uptake and distribution of catechins in fetal organs following in utero exposure in rats. Hum Reprod. 2007, 22(1):280-287.

［27］Xing JF, You HS, Dong YL, et al. Metabolic and pharmacokinetic studies of scutellarin in rat plasma, urine, and feces. Acta Pharmacol Sin. 2011, 32(5):655-663.

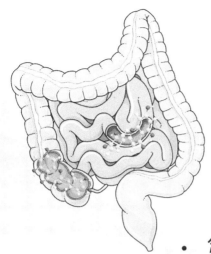

· 第三章 ·

类黄酮的毒性与安全性

对于膳食类黄酮，最近的生物医学关注点多是其有益健康的活性，但是过量摄入类黄酮也会导致疾病甚至死亡。在大量有关类黄酮健康益处的报道出现之后，众多含类黄酮的补品（例如白藜芦醇和绿茶提取物）投放到市场。使用反馈良好和商业化的成功，强化了此类化合物安全性的满意度及危害性的忽视度。在普通人群中，人们常会忽视天然补充剂或食物可能存在的危险，即使出现相应不良反应也常常不会归因于天然化合物的摄入。

由于人群个体间存在差异，类黄酮的潜在毒理学效应确认非常困难，通常需要基于大样本的临床和流行病学研究。类黄酮的实际应用取决于其治疗功效和毒性之间的折中，其最佳使用和管理无疑将发展为一种个体化的应用范式，通过科学评估不同人发生不良事件的风险，以实现最佳的风险规避与保健治疗效果。

第一节　类黄酮与胃肠道疾病

胃肠道是外源物进入人体的最初屏障，食物中的类黄酮或口服的类黄酮补充剂和衍生药物会遇到这一屏障，在某种情况下类黄酮可能与肠道疾病发生发展相关联。

一、类黄酮与腹泻

甘草根中的类黄酮，很早就被应用于调节胃功能。在甘草根中发现的类黄酮异甘草素［图 3-1（A）］，具有调节胃肠功能的作用，高剂量时能够促进胃肠蠕动，这一活性可能源于其钙拮抗作用。黄酮吡醇［图 3-1（B）］是基于罗希吐碱半合成的类黄酮衍生物。研究显示，黄酮吡醇作为一种细胞周期蛋白依赖性激酶抑制剂，能够通过增加 cAMP 直接刺激人结肠上皮细胞系 T84 的氯化物分泌[1]。另一项研究表明，黄酮吡醇的葡萄糖醛酸化水平与腹泻发生率呈反比。因此，黄酮吡醇和其他类黄酮药物引起的腹泻副作用可能是多因素作用的结果[2]。

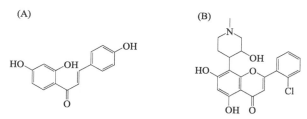

图 3-1　异甘草素（A）和黄酮吡醇（B）的化学结构

二、类黄酮与结肠炎

尽管类黄酮具有明显的抗炎作用，但一些研究表明，胃肠道中的炎症会因摄入类黄酮而加剧或诱发炎症。与对照小鼠相比，NF-κB（EGFP）转基因小鼠摄入木犀草素［图 3-2（A）］促进葡聚糖硫酸钠（DSS）引起的结肠炎。通过免疫印迹和免疫组化分析，木犀草素喂养组，NF-κB（EGFP）转基因小鼠暴露 DSS 后，胱天蛋白酶（又称半胱天冬酶 -3，Caspase-3）激活显著增强，而环氧化酶 -2（COX-2）表达降低[3]。采用含有刺槐甾醇杂苷、橙皮苷甲基查耳酮和抗坏血酸的配方治疗慢性静脉功能的临床病例报道显示，该配方可导致结肠炎及淋巴细胞性腹泻[4]。香叶木苷是一种微粉化的纯化类黄酮成分，其中含有 10％ 橙皮苷［图 3-2（B）］和 90％ 地奥司明（橙皮苷修饰衍生物）［图 3-2（C）］，其与淋巴细胞性结肠炎相关[5]。

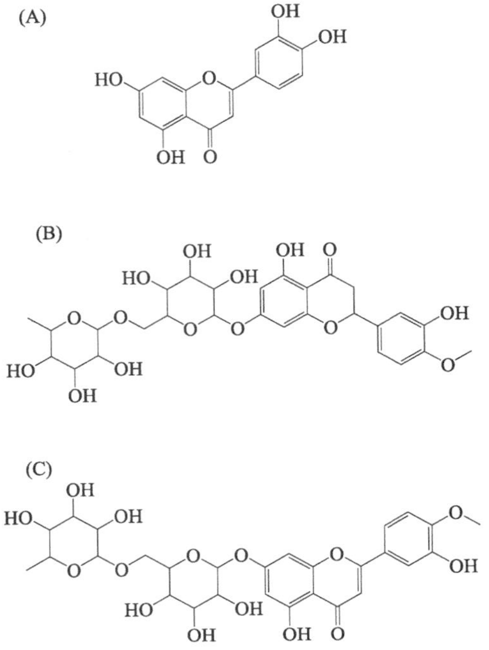

图 3-2 木犀草素（A）、橙皮苷（B）和地奥司明（C）的化学结构

第二节 类黄酮的肝脏毒副作用

肝脏在多种疾病中起着至关重要的生理作用，并且在大多数类黄酮的代谢中起着重要作用。因为临床上大都在使用类黄酮以达到可能的保肝作用，所以了解类黄酮对肝脏的潜在毒性也至关重要。随着补充和替代药物的使用越来越广泛，在选择使用所述药物的人群中，与肝脏不良反应的关联似乎更加普遍。

一、饮茶与肝脏毒性

很多研究表明饮用绿茶、红茶和乌龙茶后表现出明显的肝反应。茶常存在于非处方饮食产品中，尤其是在许多减肥产品中，这些产品通常是高度消费的膳食补充剂。许多临床病例显示饮茶与肝炎、胆汁淤积、肝坏死以及肝脏生化指标 [γ- 谷氨酰转肽酶氨基转移酶（ALT）、碱性磷酸酶（ALP）、胆红素转氨酶和胆红素水平] 高于正常值相关。在某些情况下，肝功能衰竭需要进行肝移植，甚至导致死亡。一些病例显示停止饮茶后，肝衰竭有所缓解，而另一些病例则出现不同结果。随着人们对保健食品安全性意识的增强，一些机构已经开始对饮茶可能引起的不良反应进行审查[6-8]。

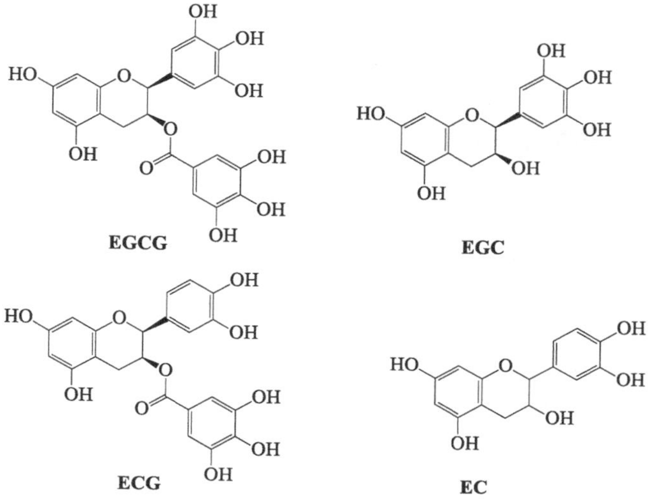

图 3-3　EGCG、EGC、ECG、EC 的化学结构
EGCG—表没食子儿茶素没食子酯；
EGC—表没食子儿茶素；ECG—表儿茶素没食子酯；EC—表儿茶素

　　饮茶与肝毒性的关联，部分原因可能与 EGCG、EGC、ECG、EC 及其代谢产物有关（图 3-3）。一些证据表明，EGCG 的促氧化活性导致了大鼠肝细胞毒性。绿茶对肝细胞的毒性表现为：线粒体膜电位下降、活性氧增加、谷胱甘肽耗竭以及 EGCG- 谷胱甘肽结合物的形成。当作用浓度 >1000μg/mL 时，绿茶提取物处理的肝细胞表现出坏死和乳酸脱氢酶渗漏。通过大鼠 90d 喂养实验，人们评估了绿茶儿茶素的毒性。结果表明，5.0% 或 3535mg/（d·kg·bw）剂量可以导致体重下降和 ALT、ALP 增加。另一项针对大鼠的 6 ～ 12 周喂养实验中，绿茶提取物未显示出细胞性或胆汁淤积性肝炎。小鼠腹膜内单次注射 EGCG，以谷草转氨酶（AST）作为指标可以观察到肝损伤。当剂量为 150mg/kg 时，可以导致小鼠 24h 内死亡。临床药代动力学和动物毒理学信息表明，空腹食用绿茶浓缩提取物比在进食状态下更可能导致不良反应。槲皮素的异构体（桑色素）（图 3-4）对啮齿类动物似乎具有类似的肝脏毒性。一项为期 13 周的亚慢性毒性研究表明，经口摄入桑色素会导致 ALT、ALP 和 AST 显著增加，并引起轻度肝细胞肥大[9-11]。

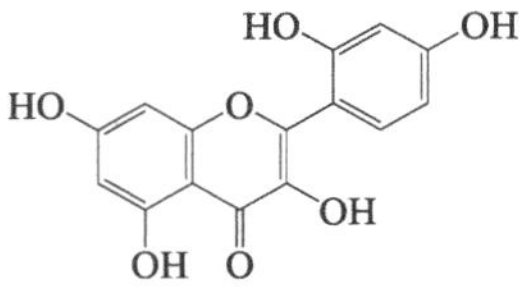

图 3-4　桑色素化学结构

二、黄酮哌酯与肝脏毒性

黄酮哌酯（3- 甲基黄酮 -8- 羧酸 -β- 哌啶子基乙基酯盐酸盐）（图 3-5）是一种类黄酮衍生物，具有抗胆碱和抗毒蕈碱作用，可用于治疗泌尿道痉挛。

病例报告显示，患者每天 3 次服用 200mg 黄酮哌酯后出现黄疸，并伴有胆红素、ALT、AST 和 ALP 升高。停用黄酮哌酯后，黄疸消退，肝功能检查恢复正常。一名接受替勃龙治疗的吉尔伯特综合征患者在服用黄酮哌酯后出现黄疸和肝炎。该报告表明，在 *UGT1A1* 基因突变的患者中，黄酮哌酯可诱发胆汁淤积性肝损害[12-13]。

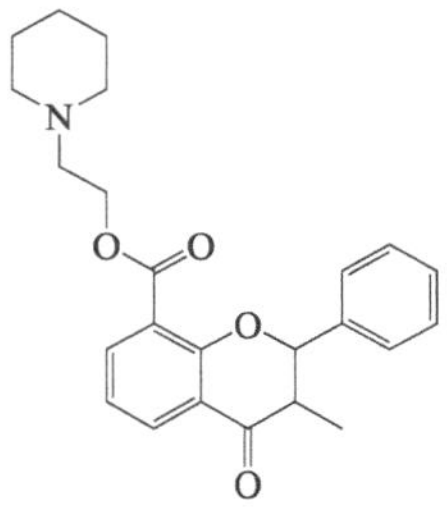

图 3-5　黄酮哌酯的化学结构

三、膳食雌激素与肝脏疾病

大豆提取物富含植物雌激素黄豆苷元和染料木黄酮（图 3-6）等异黄酮化合物，某些情况下大豆提取物可导致溶细胞性肝炎，伴有 AST、ALT、ALP 和 γ- 谷氨酰转肽酶（GGT）升高。停服大豆提取物后，肝生物标志物逐渐恢复正常基线。采用组织学方法对猎豹肝脏进行评估表明，大豆饮食圈养的猎豹存在静脉阻塞性疾病，取消这种饮食并代之以鸡肉，可使肝功能恢复正常并恢复肝线粒体的活力。对以染料木黄酮喂养的大鼠进行肝毒理学评估也发现，在高剂量[500mg/（kg·d）]时，会对肝脏产生轻微的副作用，表现为 GGT 升高和肝细胞肥大[14-16]。

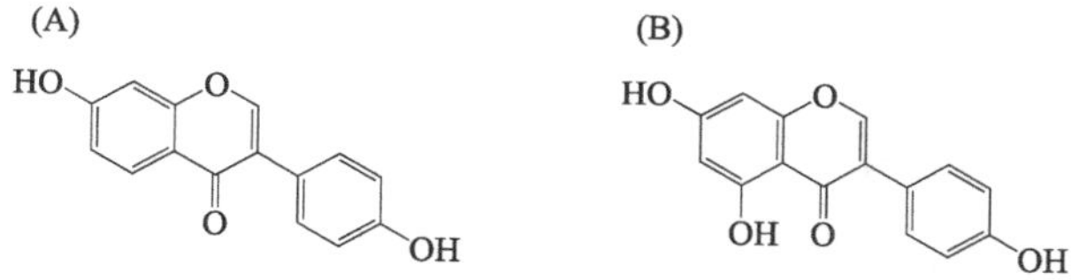

(A)　　　　　　　　　　　(B)

图 3-6　黄豆苷元（A）和染料木黄酮（B）的化学结构

四、异黄酮与肝癌

一项有关日本男性和女性摄入异黄酮与肝癌发病风险的研究表明，黄豆苷元和染料木黄酮都与日本女性肝癌风险增加呈剂量依赖关系，在男性中没有观察到这种关联。食用发酵大豆似乎显示出更大的关联性，这种关联在绝经前和绝经后的女性中均有体现。重要的是，异黄酮的这种作用与乙型和丙型肝炎感染无关。这些异类黄酮与雌二醇竞争并具有抗雌激素作用似乎是其背后原因。女性食用异黄酮与肝癌的关系需要进一步的临床研究[17]。

第三节　类黄酮与肾脏

在法国和瑞士，已有 100 多种类黄酮制剂上市。1979 年 Jaeger 等报道了首例服用西阿尼醇［图 3-7（A）］引起急性肾功能衰竭的病例。此后，又有 10 例类黄酮引起急性肾功能衰竭的病例报告，其中 2 例是使用红豆杉所致，7 例是使用紫杉醇所致，1 例是使用柏木所致。所有这些患者在单次大剂量或长期小剂量摄入类黄酮后，最初都出现发热、胃肠道不适或疼痛。随后出现的症状是可乐色尿和黄疸。血氮和血清肌酐升高持续 2～9 周。其他症状包括溶血、胆汁淤积性肝炎、弥散性血管内凝血、无尿和蛋白尿。活检显示急性间质性肾炎和急性肾小管坏死。电子显微镜检查显示肾小管细胞中有多形包涵体。这些患者中除 1 人外均接受了血液透析，除 1 人死亡外，其他所有患者均在 2～9 周内完全康复。类黄酮引起肾功能衰竭的机制仍不确定。急性血管内溶血在所有 10 例中均存在，其可能会导致肾病。溶血可由自身免疫或免疫复合物机制引起。肾小管细胞中的多个多形包涵体表明类黄酮可能会积累到肾小管直接引起肾毒性，症状的严重程度取决于摄入类黄酮的量[18-21]。

槲皮素［图 3-7（B）］是广泛存在于洋葱、苹果、酸豆、红酒的类黄酮。槲皮素具有酪氨酸激酶抑制活性，表现出抗癌活性。1996 年，一项 I 期临床

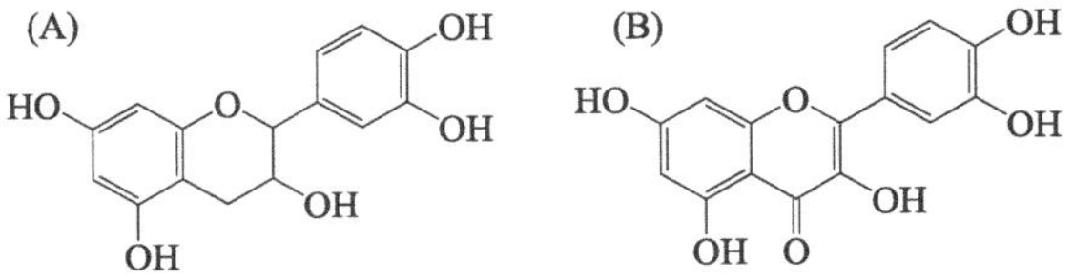

图 3-7　西阿尼醇（A）和槲皮素（B）的化学结构

试验发现槲皮素具有可逆的剂量限制性肾毒性。50 多名癌症患者服用槲皮素的剂量范围为 60 ～ 1700mg/m²，一名患者在 630mg/m² 剂量下出现了 3 级肾毒性。接收剂量为 1700mg/m² 的所有三名患者均出现肾毒性，血清肌酐升高。注射槲皮素几分钟内，患者还会出现恶心和呕吐。在这项研究中，接受槲皮素治疗的患者均未出现其他类黄酮药物引发肾毒性中出现的溶血现象[22-23]。

第四节　类黄酮与血液疾病

一、类黄酮与溶血性贫血

西阿尼醇也称为 (+)- 儿茶素，目前发现其与多种血液疾病有关。许多病例报告提示西阿尼醇与免疫性溶血性贫血以及血小板减少症相关。在几份报告中，检测出类黄酮依赖的抗红细胞抗体存在，西阿尼醇与红细胞膜结合并诱导自身抗体产生。溶血性贫血在某些患者体内引起急性肾衰竭，可能危及生命，并导致死亡。停止使用西阿尼醇治疗后，血液似乎会随着时间恢复正常。这些副作用似乎不是西阿尼醇特有的，曲克芦丁和水飞蓟素（图 3-8）也会促进 IgE 和 IgG 抗体形成，引起发热、皮疹和血管内溶血。此外，在被包括芦丁在内的

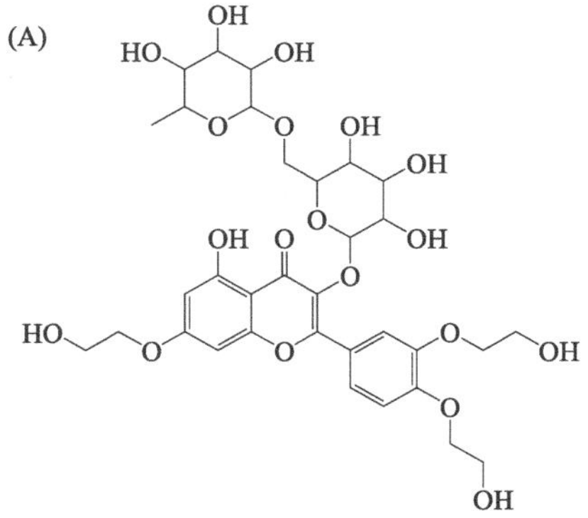

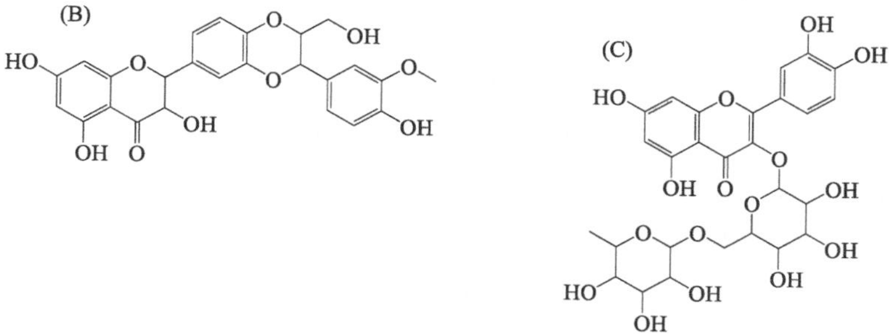

图3-8　曲克芦丁（A）、水飞蓟素（B）和芦丁（C）的化学结构

其他类黄酮物质致敏后，也可能发生西阿尼醇诱导的溶血[24-26]。

二、类黄酮与缺铁性贫血

许多类黄酮可以与铁离子等金属离子形成不溶性螯合物，从而减少非血红素铁的吸收。婴儿、儿童、孕妇和哺乳期妇女以及老年人特别容易缺铁并最终患上缺铁性贫血。许多研究报道了饮茶对铁摄入的影响，并证明了饮茶对铁吸收的抑制作用。流行病学研究表明，喝茶与血清铁蛋白和/或血红蛋白呈负相关，特别是在某些易患贫血的人群中。绿茶中的 EGCG 和 ECG 可以与 Fe^{3+} 结合形成复合物，从而降低血浆非转铁蛋白结合铁水平。这种铁吸收的减少不仅限于绿茶，食物中添加迷迭香提取物也会降低非血红素铁吸收。饮用其他含有多酚化合物的饮料也可以影响铁吸收，这些饮料包括红茶、咖啡、薄荷茶、仙人掌、可可、马鞭草、玳玳花和洋甘菊。另外，膳食多酚也被证明会降低血红素铁的吸收。这种效应可能与此类化合物减少基底外侧铁离子释放有关。EGCG 和葡萄籽提取物（包括没食子酸、儿茶素、EGCG、EGC、ECG 和表儿茶素）均可以降低血红素铁的细胞浓度。它们在细胞中与铁形成不可转运的复合物，降低了通过肠基底外侧膜的转移率[27-30]。

第五节　类黄酮与癌症

一、诱导白血病

尽管类黄酮在癌症预防和治疗中表现出突出潜力，但矛盾的是，某些证据表明类黄酮也可能致癌。据报道，类黄酮是拓扑异构酶抑制剂，可诱导混合谱系白血病（MLL）基因中的 DNA 突变，从而诱发新生儿急性白血病。几项研究表明，类黄酮是拓扑异构酶 2 的抑制剂，包括鞣花酸［图 3-9（A）］、绿茶儿茶素、花青素、飞燕草素［图 3-9（B）］和异黄酮染料木黄酮。抗癌药物依托泊苷相似浓度下，槲皮素、漆黄素［图 3-9（C）］、木犀草素、芹菜素［图 3-9（D）］和染料木黄酮对拓扑异构酶 2 活性表现出抑制作用。可可来源的黄烷醇作为拓扑异构酶 2 抑制剂的效果远不如槲皮素。实验证据表明，在培养的造血干细胞中，槲皮素、染料木黄酮和山柰酚［图 3-9（E）］可以以剂量依赖性方式增加 DNA 损伤，诱导 MLL 易位。此外，在小鼠模型中，产前暴露类黄酮会增加白血病发病的风险并增加胎儿肝脏 MLL 易位概率，其中槲皮素比染料木黄酮的毒性更为明显[31-34]。

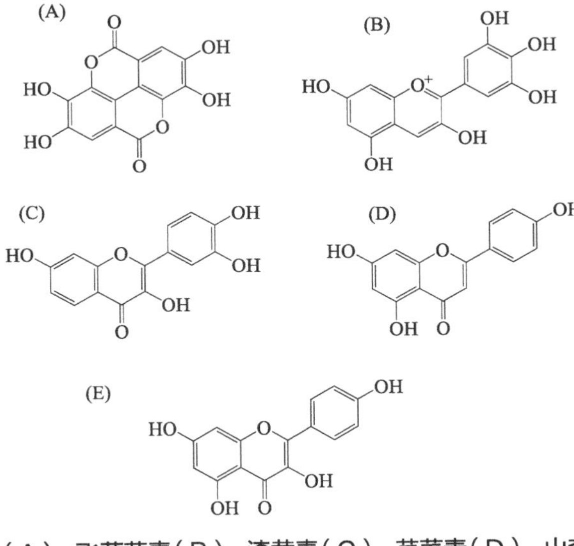

图 3-9　鞣花酸（A）、飞燕草素（B）、漆黄素（C）、芹菜素（D）、山柰酚（E）化学结构

二、肿瘤增殖

接触雌激素样化合物是某些癌症发生发展的风险因素之一。膳食补充异黄酮和具有雌激素活性的黄酮可能会增加生殖道和雌激素依赖性肿瘤的发病率。染料木黄酮可在体内和体外作为雌激素激动剂，诱导体外培养人乳腺癌细胞（MCF-7）增殖，并诱导雌激素反应 *pS2* 基因表达。在啮齿动物模型中，染料木黄酮及其糖苷染料木素刺激并加快了雌激素依赖性人类乳腺肿瘤的生长。在

小鼠模型中，孕鼠暴露于染料木黄酮，其雌性后代的子宫腺癌发病率为 35%，而己烯雌酚的发病率为 31%。尽管这种关联的临床证据有限，但食用大豆蛋白对绝经前妇女的乳腺组织具有刺激作用，其中乳腺导管液中含有更多的增生上皮细胞[35-36]。

第六节　类黄酮与内分泌系统

一、男性生殖毒性

己烯雌酚 [图 3-10（A）] 是一种用于孕妇的合成非甾体雌激素。出生前暴露于己烯雌酚的雄性大鼠，前列腺癌、睾丸癌、不孕症、生殖器发育异常（例如隐睾、尿道下裂和性腺功能减退）的风险增高。其他类似雌激素的外源性物质，如类黄酮和植物雌激素，仍有可能产生雄性生殖毒性。因此，具有类似 17β- 雌二醇作用并与雌激素受体结合的类黄酮可能对男性生殖生育能力产生不利影响。大多数类黄酮不是类雌激素。然而，几种异黄酮如染料木黄酮和黄豆黄素可以通过雌激素介导的机制产生抗雌激素作用。在几项啮齿动物研究中，异黄酮染料木黄酮可诱导雄性啮齿动物出现多种生殖异常，包括雄性小鼠的持续去雄性化、肛门生殖器距离缩短、出生体重降低、睾丸质量减少、睾酮浓度降低、垂体促黄体激素含量降低、前列腺质量减少、生殖行为减少、成年期防御行为增加等。此外，喂食富含植物雌激素饮食的小鼠中，睾丸中单倍体精子细胞减少了 25%，附睾精子数量减少了 21%，产仔数减少了 21%。这些结果与长期饮食暴露于低剂量染料木黄酮混合物后产仔数减少和精子活力降低的结果一致。富含染料木黄酮的饮食还影响其他物种的配子生成和繁殖效率，例如虹鳟鱼，在产卵后暴露于染料木黄酮后，精子活力和浓度均下降。尽管有关黄豆黄素的研究较少，但也有研究证明其会损害大鼠成年期的勃起功能。鹰嘴豆芽素 A [图 3-10（B）] 是一种存在于红车轴草、大豆、苜蓿芽、花生、鹰嘴豆和其他豆类中的 O- 甲基化异黄酮。已证明鹰嘴豆芽素 A 可以抑制雄性日本鹌鹑的交配行为[37-39]。

目前尚缺乏评估类黄酮和不孕症关联的临床研究，也缺乏跨物种的一致发现。然而，一项评估大豆食品和异黄酮摄入量与精液质量相关的研究表明，大豆食物摄入量与精子浓度之间存在负相关，并且在超重和肥胖的男性中更为明显。大豆食品摄入量最高的男性精子比不食用大豆食品的男性少 4100 万个 /mL。

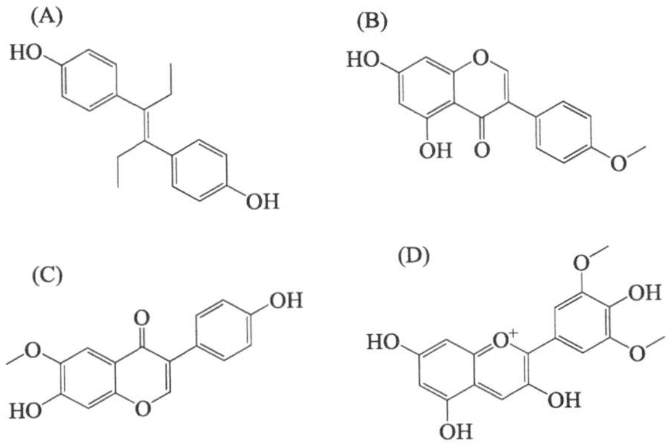

图 3-10　己烯雌酚（A）、鹰嘴豆芽素 A（B）、黄豆黄素（C）和锦葵素（D）的化学结构

在分析个体大豆异黄酮摄入量时，最强的关联是异黄酮黄豆黄素［图 3-10（C）］。大豆异黄酮和食物摄入与精子活力、精子形态或射精量无关。素食女性比杂食女性摄入更多的植物雌激素。素食母亲生下患有尿道下裂男孩的调整优势比（OR）为 4.99。这些临床结果也支持植物雌激素对男性生殖系统发育具有危害。此外，作为红葡萄酒的主要呈色物质，锦葵素［图 3-10（D）］是一种 O- 甲基化的花青素植物色素，在对叶猴的研究中发现氯化锦葵素具有抗精子活性，表现为精子活力抑制、睾丸缩小、附睾炎和睾丸间质细胞萎缩等[40-41]。

二、女性生殖毒性

植物雌激素常被用于女性激素依赖性癌症的治疗，但是其对生育的不利作用已经得到证实。车轴草中富含植物雌激素，吃红车轴草的母羊表现出暂时的不孕。长期食用（两个及以上放牧季节）的母羊可能患上车轴草病（PCD），从而永久性失去生育能力。含有异黄酮（黄豆黄素、染料木黄酮、芒柄花素和鹰嘴豆芽素 A）的青贮饲料也会导致奶牛生育力下降，并观察到无排卵、流产、早产和低生育率等症状。黄豆黄素代谢物雌马酚通过雌激素依赖性途径刺激母牛黄体的类固醇细胞分泌前列腺素。

膳食雌激素可以通过抑制下丘脑 - 垂体 - 性腺轴和子宫病变（如囊性子宫内膜、子宫肌层纤维化和子宫内膜纤维化）途径导致圈养猎豹不育。此外，富含染料木黄酮的饲料还会影响虹鳟鱼的卵子发生和繁殖效率，表现为产卵延迟、卵子质量受损、排卵减少、受精率降低、鱼苗存活率降低等。染料木黄酮还可以通过与雌激素受体相互作用，导致性功能障碍和生育力降低，表现为发情周期不规律、生育力降低、生殖道肿瘤风险增高、性腺发育异常等。在研究中，妊娠小鼠接受等效剂量的己烯雌酚和染料木黄酮，染料木黄酮组雌性后代子宫腺癌发生率为 35%，己烯雌酚组为 31%。染料木黄酮处理组小鼠表现出卵巢分化和多卵母细胞卵泡改变；同时，卵巢功能和发情周期发生改变，生育能力下降。目前有关黄豆黄素的生殖毒性研究较少，但它也具有潜在的生殖毒性。某些研究表明，黄豆黄素可使大鼠血浆雌激素和孕酮浓度降低，对卵巢大小和功能具有轻微影响，但尚未确定对雌性大鼠生殖道的毒性。另一项研究表明，黄豆黄素对胚泡植入具有抑制作用，其作用途径可能是由下丘脑 - 垂体 - 性腺轴干扰引起的[42-43]。

一些类黄酮如芹菜素和木犀草素是芳香酶和 17β- 羟基类固醇氧化还原酶的抑制剂，它们参与雌激素代谢。其他类黄酮，如山奈酚、柚皮素、黄杉素、儿茶素、芹菜素、叶黄素、4',5- 二羟基黄酮、6- 羟基黄酮和 4'- 羟基黄酮也表现出显著的雌激素活性。来自啤酒花的 8- 异戊二烯柚皮素是已知最有效的植物雌激素之一（图 3-11）[44-45]。

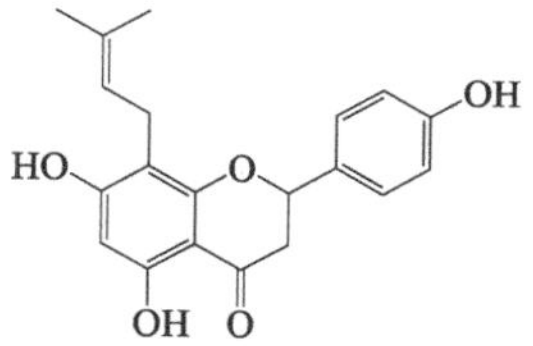

图 3-11　8- 异戊二烯柚皮素的化学结构

三、甲状腺毒性

大多数类黄酮在植物组织中以 β- 葡萄糖苷的形式存在，生物利用度极低。哺乳动物没有将类黄酮去糖基化成其生物活性形式的酶，必须依靠具有糖苷酶的肠道菌群将 β- 糖苷水解使类黄酮成为类黄酮苷元。一旦以苷元形式存在，类黄酮就可以被哺乳动物组织吸收代谢或继续被微生物代谢。随着类黄酮的逐步代谢，它们的抗甲状腺活性也会增加。体外研究表明，类黄酮以复杂的方式改变甲状腺激素的分泌，最终导致甲状腺功能减退。最值得注意的是，类黄酮已被证明可抑制甲状腺过氧化物酶、1 型和 2 型 5'- 脱碘酶。甲状腺过氧化物酶负责碘化物氧化和激素合成的催化。1 型脱碘酶产生三碘甲状腺原氨酸，这是一种影响身体大多数生理过程的甲状腺激素。表 3-1 显示了目前已证明具有抗甲状腺活性的几种常见膳食类黄酮[46-47]。

在动物模型中，口服类黄酮已被证明在包括甲状腺在内的多种内分泌器官中分布和积累。大鼠模型表明，类黄酮苷元组分在组织中的分布高达 100%，而类黄酮的主要结合物形式在血清中的检测率为 95% 至 99%。大鼠研究显示，比较雄性和雌性之间的消除半衰期和浓度 - 时间曲线下面积，雌性大鼠的两项药代动力学参数显著高于雄性。这种药代动力学的性别差异可能表明，如果这些结果可扩展到人类，女性可能比男性更容易受到类黄酮毒性的影响[48]。

表 3-1　类黄酮对甲状腺 1 型 5'- 脱碘酶活性的影响

类黄酮	$IC_{50}/$（μmol/L）
黄芩素	10.64 ± 0.04
槲皮素	13.23 ± 1.51
儿茶素	17.47 ± 6.41
桑黄素	55.05 ± 0.12
芦丁	67.95 ± 1.02
漆黄素	70.36 ± 2.58
山柰酚	71.81 ± 12.8
鹰嘴豆芽素	77.05 ± 1.01

对于人类，对类黄酮抗甲状腺的影响进行长期的营养或药代动力学研究受到伦理限制。然而，我们通过食用大量膳食类黄酮的人群甲状腺疾病的发病率得以初步了解。据报道，西非几内亚共和国发生了严重的甲状腺肿流行病，其中 70% 的居民出现甲状腺肿症状。虽然甲状腺肿流行病研究显示这通常与缺碘饮食有关，但值得注意的是，在该地区食用的主要谷物是菜蓟，研究发现其可食用部分含有 500mg/kg 的类黄酮，主要是芹菜素和木犀草素。这两种类黄酮已被证明具有抗甲状腺活性，研究人员认为它们会加剧几内亚共和国甲状腺肿病的流行。在非洲和亚洲的其他地区也出现了类似的甲状腺肿大流行病，人们以小米为主要食物来源。更糟糕的是，与其他谷物相比，小米的蛋白质含量和氨基酸多样性相对较低，并且已经在大鼠研究中表明，低蛋白饮食会损害甲状腺的碘转运，降低甲状腺中的碘浓度，并伴有甲状腺肿大。因此，与单独的低碘饮食相比，低蛋白质、低碘、高类黄酮饮食会严重加重甲状腺肿[49]。

第七节　类黄酮与过敏反应

目前，没有关于特定类黄酮引起过敏反应的报道，仅有含类黄酮成分物质的相关报道。事实上，类黄酮具有显著的抗过敏和哮喘保护特性，一些类黄酮已被证明可抑制嗜碱性粒细胞合成白细胞介素 -4、白细胞介素 -13，并抑制 CD40 配体的表达。

一、蜂胶致敏

　　蜂胶是一种由蜜蜂生产的树脂产品。它长期以来得到世界民间医学的广泛使用，具有防腐、抗真菌、抑菌、收敛、利胆、解痉、抗炎、抗氧化和麻醉等功效。蜂胶含有 300 多种化合物，具体差异取决于地理区域，其大部分生物活性特性归因于类黄酮（特别是松柏素、高良姜素、槲皮素、山奈酚、柳穿鱼黄素、刺槐素、木犀草素和芹菜素）。在过去 30 年中，对"天然"药品和化妆品的偏好导致蜂胶致敏的报道增加。1915 年，首次报道了 167 名养蜂人由蜂胶引起的接触性皮炎，目前已有超过 250 例由蜂胶引起的过敏性接触性皮炎病例。通过豚鼠研究，已知蜂胶是一种有效的致敏剂。在接受欧洲标准贴片测试的患者中，1.2% ～ 6.6% 对蜂胶敏感。然而，类黄酮的致敏能力有限，蜂胶中的主要致敏剂被认为是 3- 甲基 -2- 丁烯基咖啡酸酯和咖啡酸苯乙酯[50-51]。

　　据报道，职业接触（养蜂人、工匠）以及使用含蜂胶的产品（牙膏、漱口水、面霜、化妆品、软膏、口香糖、提取物、抛光剂和清漆）会导致接触性皮炎。据报道，受影响的身体部位为可能发生蜂胶接触的任何地方。在 5 年的时间里，意大利国家卫生研究所的国家天然保健产品监测系统报告了 18 起与含有蜂胶的产品相关的疑似不良反应，其中 6 人需要住院治疗。除了涉及表皮和真皮的不良反应外，使用含蜂胶产品还可能引发急性哮喘、呼吸障碍、消化困难和胃痛[52]。

二、皮炎

　　如前所述，类黄酮不是有效的接触性过敏原，然而一些类黄酮被生物转化为邻位和对位醌化合物后将具有致敏性。报道公布了几例长期接触含有黄酮类化合物的外来木芯的案例，通过珠宝、乐器或职业原因导致接触性皮炎。虽然在这些情况下，醌已被确定为主要的敏化剂，但是这些敏化醌很可能由木材中类黄酮生物转化形成。

　　类黄酮作为过敏原接触性皮炎病例还涉及含有菊科植物的产品和薄荷油。菊科植物包括一些最古老和最受欢迎的药用植物，包括洋甘菊、菊花、蒲公英和万寿菊。蓍草作为菊科植物的一员，被用于伤口愈合。有报道称，蓍草提取物和茶会引起皮炎，并且怀疑类黄酮可能是一种刺激物。用于抗炎、解痉、伤口愈合和镇静作用的德国洋甘菊，已经报道可引起接触性过敏性休克。德国洋甘菊中的过敏原未知，但类黄酮、花粉、香豆素和红没药醇是疑似致敏因素。曾有一名女性饮用薄荷茶发生外阴接触性皮炎的病例报告，该女性被发现对薄荷油过敏（含有圣草次苷、木犀草素和橙皮苷），这是尿液和／或粪便中排泄过敏原导致肛门生殖器区域接触性皮炎的首例病例报道[53]。

第八节　类黄酮的其他毒副作用

一、类黄酮与青光眼

类黄酮作为抗氧化剂和抗炎剂，具有预防或延缓眼病的潜在作用。相反，另一些研究结果给出类黄酮可诱导双侧急性闭角型青光眼。摄入单片黄酮酯9h后，可出现视物模糊导致双眼视力迅速下降，并伴有严重的前额头痛、眼睛发红、恶心、呕吐和心悸等症状。眼部检查显示环状充血、角膜水肿、前房浅以及中度散大和椭圆形无反应的瞳孔[54]。

二、类黄酮与中枢神经系统

植物雌激素已被用于预防经期偏头痛。男性饮食中添加大豆异黄烷酮补充剂后，会出现视觉先兆、畏光、双颞叶运动引起的偏头痛，减少服用补充剂后，症状得到缓解[55]。

参考文献

[1] Chen G, Zhu L, Liu Y, et al. Isoliquiritigenin, a flavonoid from licorice, plays a dual role in regulating gastrointestinal motility in vitro and in vivo. Phytother Res. 2009, 23(4):498-506.

[2] Kahn ME, Senderowicz A, Sausville EA, et al. Possible mechanisms of diarrheal side effects associated with the use of a novel chemotherapeutic agent, flavopiridol. Clin Cancer Res. 2001, 7(2):343-349.

［3］ Thiolet C, Bredin C, Rimlinger H, et al. Lymphocytic colitis following administration of Cyclo 3 fort. Presse Med. 2003, 32(28):1323-1324.

［4］ Mennecier D, Saloum T, Roycourt AM, et al. Chronic diarrhea and lymphocytic colitis associated with Daflon therapy. Gastroenterol Clin Biol. 1999, 23(10):1101-1102.

［5］ RassiatE, Michiels C, Piard F, et al. Lymphocytic colitis in a woman with Biermer's disease treated with Cirkan.Presse Med.2001, 30(19): 970.

［6］ Mazzanti G, Menniti-Ippolito F, Moro PA, et al. Hepatotoxicity from green tea: a review of the literature and two unpublished cases. Eur J Clin Pharmacol. 2009, 65(4):331-341.

［7］ Bjornsson E, Olsson R. Serious adverse liver reactions associated with herbal weight-loss supplements. J Hepatol. 2007, 47(2):295-297.

［8］ Federico A, Tiso A, Loguercio C. A case of hepatotoxicity caused by green tea. Free Radic Biol Med. 2007, 43(3):474.

［9］ Takami S, Imai T, Hasumura M, et al. Evaluation of toxicity of green tea catechins with 90-day dietary administration to F344 rats. Food Chem Toxicol. 2008, 46(6):2224-2229.

［10］ BunS, BunH, guédonD, RosierC, et al. Effect of green tea extracts on liver functions in Wistar rats. Food Chem Toxicol. 2006, 44:1108-1113.

［11］ Sarma DN, Barrett ML, Chavez ML, et al. Safety of green tea extracts: a systematic review by the US Pharmacopeia. Drug Saf. 2008, 31(6):469-484.

［12］ Sevenoaks M, Gorard DA. Jaundice associated with flavoxate. J R Soc Med. 1999, 92(11):589.

［13］ Rigato I, Cravatari M, Avellini C, et al. Drug-induced acute cholestatic liver damage in a patient with mutation of UGT1A1. Nat Clin Pract Gastroenterol Hepatol. 2007, 4(7):403-408.

［14］ Borghi-Scoazec G, Vial T, Bobin JY, et al. Phytosoya(R)-induced cytolytic hepatitis. Gastroenterol Clin Biol. 2002, 26(2):181-183.

［15］ Setchell KD, Gosselin SJ, Welsh MB, et al. Dietary estrogens--a probable cause of infertility and liver disease in captive cheetahs. Gastroenterology. 1987, 93(2):225-233.

［16］ McClain RM, Wolz E, Davidovich A, et al. Subchronic and chronic safety studies with genistein in dogs. Food Chem Toxicol. 2005, 43(10):1461-1482.

［17］ Kurahashi N, Inoue M, Iwasaki M, et al. Isoflavone consumption and subsequent risk of hepatocellular carcinoma in a population-based prospective cohort of Japanese men and women. Int J Cancer. 2009, 124(7):1644-1649.

［18］ Lin JL, Ho YS. Flavonoid-induced acute nephropathy. Am J Kidney Dis. 1994, 23(3):433-440.

［19］ Rotoli B, Giglio F, Bile M, et al . Immune-mediated acute intravascular hemolysis caused by cianidanol (catergen). Haematologica. 1985, 70(6):495-499.

［20］ Takahashi H, Tsukada T. Triamterene-induced immune haemolytic anaemia with acute intravascular haemolysis and acute renal failure. Scand J Haematol. 1979, 23(2):169-176.

［21］ Lee JJ, Chen HC. Flavonoid-induced acute nephropathy by Cupressus funebris Endl (Mourning Cypress). Am J Kidney Dis. 2006, 48(5):e81-e85.

［22］ Mulholland PJ, Ferry DR, Anderson D, et al. Pre-clinical and clinical study of QC12, a water-soluble, pro-drug of quercetin. Ann Oncol. 2001, 12(2):245-248.

［23］ Ferry DR, Smith A, Malkhandi J, et al. Phase I clinical trial of the flavonoid quercetin:

pharmacokinetics and evidence for in vivo tyrosine kinase inhibition. Clin Cancer Res. 1996, 2(4):659-668.

[24] Gandolfo GM, Girelli G, Conti L, et al. Hemolytic anemia and thrombocytopenia induced by cyanidanol. Acta Haematol. 1992, 88(2-3):96-99.

[25] Imbasciati E, De Cristofaro V, Scherini A, et al. Acute renal failure due to (+)-cyanidanol-3-induced hemolytic anemia. Nephron. 1987, 46(3):323.

[26] Shinkov D, Urumov I, Doïchinova N, et al. Immune hemolytic anemia caused by catergen. Vutr Boles. 1989, 28(5):84-87.

[27] Mladěnka P, Macáková K, Filipský T, et al. In vitro analysis of iron chelating activity of flavonoids. J Inorg Biochem. 2011, 105(5):693-701.

[28] Thankachan P, Walczyk T, Muthayya S, et al. Iron absorption in young Indian women: the interaction of iron status with the influence of tea and ascorbic acid. Am J Clin Nutr. 2008, 87(4):881-886.

[29] Thephinlap C, Ounjaijean S, Khansuwan U, et al. Epigallocatechin-3-gallate and epicatechin-3-gallate from green tea decrease plasma non-transferrin bound iron and erythrocyte oxidative stress. Med Chem. 2007, 3(3):289-296.

[30] Ma Q, Kim EY, Han O. Bioactive dietary polyphenols decrease heme iron absorption by decreasing basolateral iron release in human intestinal Caco-2 cells. J Nutr. 2010, 140(6):1117-1121.

[31] Vanhees K, de Bock L, Godschalk RW, et al. Prenatal exposure to flavonoids: implication for cancer risk. Toxicol Sci. 2011, 120(1):59-67.

[32] Esselen M, Fritz J, Hutter M, et al. Delphinidin modulates the DNA-damaging properties of topoisomerase II poisons. Chem Res Toxicol. 2009, 22(3):554-564.

[33] Azarova AM, Lin RK, Tsai YC, et al. Genistein induces topoisomerase IIbeta- and proteasome-mediated DNA sequence rearrangements: Implications in infant leukemia. Biochem Biophys Res Commun. 2010, 399(1):66-71.

[34] Lanoue L, Green KK, Kwik-Uribe C, et al. Dietary factors and the risk for acute infant leukemia: evaluating the effects of cocoa-derived flavanols on DNA topoisomerase activity. Exp Biol Med (Maywood). 2010, 235(1):77-89.

[35] Allred CD, Ju YH, Allred KF, et al. Dietary genistin stimulates growth of estrogen-dependent breast cancer tumors similar to that observed with genistein. Carcinogenesis. 2001, 22(10):1667-1673.

[36] Allred CD, Allred KF, Ju YH, et al. Soy diets containing varying amounts of genistein stimulate growth of estrogen-dependent (MCF-7) tumors in a dose-dependent manner. Cancer Res. 2001, 61(13):5045-5050.

[37] Cederroth CR, Auger J, Zimmermann C, et al. Soy, phyto-oestrogens and male reproductive function: a review. Int J Androl. 2010, 33(2):304-316.

[38] Cederroth CR, Zimmermann C, Beny JL, et al. Potential detrimental effects of a phytoestrogen-rich diet on male fertility in mice. Mol Cell Endocrinol. 2010, 321(2):152-160.

[39] Eustache F, Mondon F, Canivenc-Lavier MC, et al. Chronic dietary exposure to a low-dose

mixture of genistein and vinclozolin modifies the reproductive axis, testis transcriptome, and fertility. Environ Health Perspect. 2009, 117(8):1272-1279.

[40] Chavarro JE, Toth TL, Sadio SM, et al. Soy food and isoflavone intake in relation to semen quality parameters among men from an infertility clinic. Hum Reprod. 2008, 23(11):2584-2590.

[41] Das S, Parveen S, Kundra CP, et al. Reproduction in male rats is vulnerable to treatment with the flavonoid-rich seed extracts of Vitex negundo. Phytother Res. 2004, 18(1):8-13.

[42] Adams NR. Detection of the effects of phytoestrogens on sheep and cattle. J Anim Sci. 1995, 73(5):1509-1515.

[43] Woclawek-Potocka I, Bober A, Korzekwa A, et al. Equol and para-ethyl-phenol stimulate prostaglandin F(2alpha) secretion in bovine corpus luteum: intracellular mechanisms of action. Prostaglandins Other Lipid Mediat. 2006, 79(3-4):287-297.

[44] Le Bail JC, Laroche T, Marre-Fournier F, et al. Aromatase and 17beta-hydroxysteroid dehydrogenase inhibition by flavonoids. Cancer Lett. 1998, 133(1):101-106.

[45] Milligan S, Kalita J, Pocock V, et al. Oestrogenic activity of the hop phyto-oestrogen, 8-prenylnaringenin. Reproduction. 2002, 123(2):235-242.

[46] Ferreira AC, Lisboa PC, Oliveira KJ, et al. Inhibition of thyroid type 1 deiodinase activity by flavonoids. Food Chem Toxicol. 2002, 40(7):913-917.

[47] Mohammed ZS, Simi ZU, Tariq SM, et al. Bilateral acute angle closure glaucoma in a 50 year old female after oral administration of flavoxate. Br J Clin Pharmacol. 2008, 66(5):726-727.

[48] Engel PA. New onset migraine associated with use of soy isoflavone supplements. Neurology. 2002, 59(8):1289-1290.

[49] Kawai M, Hirano T, Higa S, et al. Flavonoids and related compounds as anti-allergic substances. Allergol Int. 2007, 56(2):113-123.

[50] Lieberman HD, Fogelman JP, Ramsay DL, et al. Allergic contact dermatitis to propolis in a violin maker. J Am Acad Dermatol. 2002, 46(2 Suppl Case Reports):S30-S31.

[51] Menniti-Ippolito F, Mazzanti G, Vitalone A, et al. Surveillance of suspected adverse reactions to natural health products: the case of propolis. Drug Saf. 2008, 31(5):419-423.

[52] Cho E, Lee JD, Cho SH. Systemic contact dermatitis from propolis ingestion. Ann Dermatol. 2011, 23(1):85-88.

[53] Pföhler C, Tilgen W. Contact dermatitis of the lips due to late-type sensitization against dalbergiones in a wooden recorder. Allergol Select. 2018, 2(1):29-31.

[54] Tang D, Tran Y, Shekhawat GS, et al. Dietary Flavonoid Intake and Chronic Sensory Conditions: A Scoping Review. Antioxidants (Basel). 2022, 11(7).

[55] Kim KH, Dodsworth C, Paras A, et al. High dose genistein aglycone therapy is safe in patients with mucopolysaccharidoses involving the central nervous system. Mol Genet Metab. 2013, 109(4):382-385.

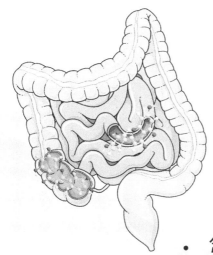

· 第四章 ·

类黄酮与食物成分的相互作用

　　类黄酮广泛存在于自然界的植物和浆果中，大量研究证据显示，类黄酮具有多重生物学功能，例如抗氧化、抑制炎症、抑制癌症、保护心血管等。类黄酮种类多，分布广，生物活性强，因此在人们日常饮食中的占比很大。随着近年来大众营养健康意识的加强，类黄酮在药理、食品、保健品领域的应用更加普遍。食品是复杂物质体系，其中的各种成分（如蛋白质、糖类、脂质、维生素、无机盐）如与类黄酮相互作用，不仅会影响类黄酮的生物活性，也会影响食品的营养、感官及安全状态，同时对食品的加工和储藏特性也会产生影响。

第一节　类黄酮与蛋白质相互作用

　　蛋白质作为生物体的生命活动基石之一，在生命活动中起着非常重要的作用，比如生物体的结构组成、遗传信息传递及表达、新陈代谢、免疫反应等。不同的蛋白质有着不同的功能特性，研究人员发现，类黄酮与蛋白质之间的结合作用会导致蛋白质功能和性质的改变，进而会对健康产生影响。

　　类黄酮对蛋白质的影响主要包括：改变蛋白质的结构、改变蛋白质的活性、降低蛋白质表面疏水性、提高蛋白质的稳定性等。

一、类黄酮对蛋白质功能性质的影响

（一）类黄酮对蛋白质结构的影响

类黄酮与蛋白质相互作用会受到类黄酮结构、种类的影响，包括分子量、糖基化、甲基化等。有学者研究了白藜芦醇、染料木黄酮和姜黄素与乳清蛋白（β-LG）的相互作用，发现三种类黄酮均能改变蛋白质的构象，且姜黄素与β-LG的结合亲和力强于白藜芦醇、染料木黄酮。对茶多酚与酪蛋白（α-CN、β-CN）的相互作用研究，发现茶多酚能够进一步促进酪蛋白的折叠，且茶多酚与β-CN形成复合物的稳定性强于α-CN。对锦葵素与α-CN、β-CN的相互作用研究，发现锦葵素在不同程度上可以改变α-CN、β-CN的二级结构，且锦葵素与α-CN结合能力强于β-CN。此外，酪蛋白保护了锦葵素，延缓锦葵素在高温、氧化以及光照条件下的降解。另有研究发现人和牛血清白蛋白（BSA）与儿茶素和表儿茶素络合后，由于 α 螺旋转变为 β 折叠，其天然结构发生了变化[1-2]。

（二）类黄酮与蛋白质结合亲和力的关系

1. 分子中 C2 ═ C3 双键对类黄酮与蛋白质结合亲和力的影响

类黄酮与蛋白质的亲和力随其化学结构而变化。研究发现类黄酮的 C2 ═ C3 双键发生氢化后破坏了类黄酮 A 环和 B 环的共面性，进而降低了类黄酮与牛乳蛋白的亲和力。另有研究发现二氢杨梅素与人血清白蛋白（HSA）的结合常数是杨梅素与 HSA 结合常数的 0.016 倍。比较两者的结构式可以得出，二氢杨梅素中 C2 ═ C3 双键被还原变为单键，推断 C2 ═ C3 双键的氢化会使类黄酮与 HSA 的结合能力减弱，原因可能是 C2 ═ C3 双键被还原变为单键后，连接 B 环和 C 环的 p- 共轭效应减弱，此时两个环的平面接近性减弱，成为非平面性分子，从而更难进入蛋白质分子的疏水结构（图 4-1）[3-4]。

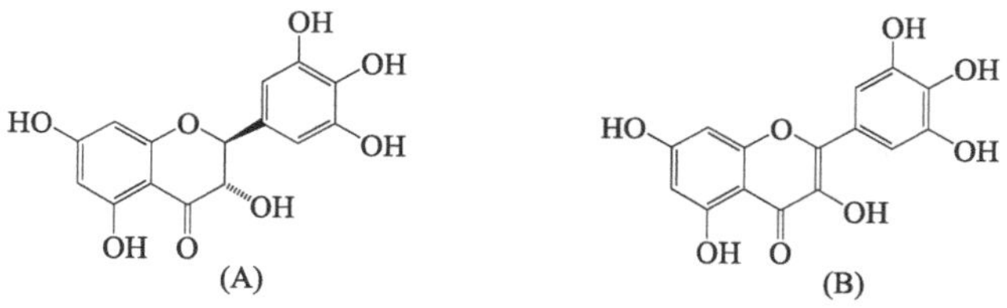

图 4-1 二氢杨梅素（A）、杨梅素（B）的化学结构

2. 甲基化对类黄酮与蛋白质结合亲和力的影响

甲基化对异黄酮化合物与 HSA 的结合力具有影响。实验证明鹰嘴豆芽素 A 与 HSA 的结合常数是染料木黄酮与 HSA 的结合常数的 1.84 倍，表明异黄酮中羟基的甲基化会增强异黄酮化合物与 HSA 的结合能力。推测原因可能是异黄酮化合物羟基甲基化后疏水性增加，疏水作用在类黄酮与蛋白质的结合中起重要作用，因甲基化会使异黄酮化合物的极性下降，进入到蛋白质的疏水腔体内的能力增强。此外，异黄酮化合物羟基的甲基化，使其运送物质的能力增强，肠道吸收及代谢的稳定性增加，因此可以产生更强的生物活性，减少毒副作用[5-6]。

3. 羟基化对类黄酮与蛋白质结合亲和力的影响

类黄酮 A 环不同位置的羟基化反应对蛋白质的亲和力也有不同影响。通过对比类黄酮 A 环上羟基对结合常数的影响，研究人员明确了类黄酮与 HSA 结合亲和力的关系。研究表明，类黄酮 A 环上的羟基化增加了与 HSA 之间的亲和力和结合位点数（n）。类黄酮 A 环 7 位上的羟基化显著增加了与 HSA 的结合亲和力，并且 7- 羟基黄酮对 HSA 的亲和力约为黄酮的 42 倍。但是，类黄酮 A 环 5 位的羟基化减弱了与 HSA 的结合亲和力。白杨素（5,7- 二羟基黄酮）对 HSA 的亲和力比 7- 羟基黄酮对 HSA 的亲和力低约 3 倍。类黄酮 A 环 6 位的羟基化对 HSA 的结合亲和力几乎没有影响。因此，在类黄酮的 A 环上引入的羟基的最佳数量是 1，因为观察到最高亲和力的结合是与只含有一个羟基的 7- 羟基黄酮[7]。

另有研究发现类黄酮和 HSA 之间的表观结合常数随着 B 环上羟基数目的增加而增加。4- 羟基黄酮或 3- 羟基黄酮与 HSA 的结合亲和力显著提高。白杨素和芹菜素与 HSA 的亲和力分别是黄酮与 HSA 的 5.89 倍和 7.94 倍。但是，类黄酮 C 环上的羟基化作用降低了与 HSA 的结合亲和力[8-10]。

4. 糖基化对类黄酮与蛋白质结合亲和力的影响

实验表明类黄酮糖基化后，类黄酮与 BSA 的 K_a 降低 1 到 3 个数量级，具体变化取决于结合位点和糖基的类别。糖基包括吡喃葡萄糖苷、葡萄糖醛酸、鼠李糖、芦丁糖。葡萄糖吡喃糖糖基化（黄豆苷和染料木苷）使异黄酮对 BSA 亲和力降低了 5 ～ 10 倍。然而，槲皮素的鼠李糖糖基化（槲皮苷）使其与 BSA 的亲和力降低了 5600 倍。相比于黄豆苷与 BSA 的亲和力，葛根素（黄豆苷元 -8-C- 葡萄糖）与 BSA 的亲和力降低了 34 倍。应用核磁共振方法研究槲皮素和槲皮素 3-O-β-D- 吡喃葡萄糖苷与 BSA 的相互作用，结果表明槲皮素与 BSA 的相互作用能力比其糖基化衍生物强得多。类黄酮糖基化后与 BSA 亲和力的降低可能是分子和极性增大，并向非平面结构转移所致。当羟基被糖苷取代后，可能会发生空间位阻，从而削弱与 BSA 的亲和力。另一种可能的解释是糖基化降低了类黄酮的疏水性。许多文献报道疏水相互作用在类黄酮与蛋白质结合过程中起着重要作用[11-13]。

目前研究证明类黄酮分子中羟基的糖基化减弱了其对磷酸烯醇丙酮酸（PEP）羧化酶和烟酰胺腺嘌呤二核苷酸磷酸（NADP）苹果酸酶活性的抑制作用。类黄酮抑制这两种酶的 IC_{50} 值排序为：槲皮素＜槲皮苷＜芦丁。另有研究发现，类黄酮的糖基化降低了其与 BSA 的亲和力。在多种类黄酮中，糖基化的位置都在 3 位或 7 位，类黄酮的 4 位或 7 位糖基化会使其与 BSA 的结合能力减弱[14-16]。

（三）类黄酮对蛋白质表面疏水性的影响

蛋白质的表面疏水性与其界面性能密切相关，对于许多食品体系的稳定性具有重要的作用，如分散液、泡沫和乳状液等。研究表明，在染料木黄酮、柚皮素、芹菜素和山奈酚存在下，乳清蛋白表面疏水值分别从 111.0 降至 106.7、102.8、97.5 和 94.9。蛋白质表面疏水性的降低与其表面上暴露的疏水区域的减少有关，表明类黄酮能够阻碍 8- 苯氨基 -1- 萘磺酸（ANS）与乳清蛋白（β-LG）的疏水表面结合，进而降低了 β-LG 的表面疏水性。另有研究证明 100μmol/g EGC 能够显著降低胶原纤维蛋白的表面疏水性。高浓度的 EGC 还可以增加胶原纤维蛋白的去折叠水平，导致胶原纤维蛋白的疏水聚集，从而部分屏蔽了胶原纤维蛋白的疏水区，这与以往研究取得的结果是一致的[17-20]。

（四）类黄酮对蛋白质稳定性的影响

将多种类黄酮与 BSA、卵清蛋白以及吐温 -20 混合制备成乳化液，放置于 50℃保温处理。研究结果表明，四种主要类黄酮（槲皮素、芸香素、木犀草素、橙皮苷）在 BSA 和卵清蛋白存在的情况下，稳定性均有显著提高。采用圆二色（CD）光谱法研究了甘草素、异甘草素存在和不存在的情况下 HSA 的热稳定性。与单独的 HSA 的二级结构含量相比，在加入甘草素后，HSA 的二级结构 α 螺旋、β 折叠、β 转角、无规则卷曲、β 反平行的含量分别从 62.0%、6.2%、9.7%、18.9%、3.2% 变到 61.6%、6.8%、9.9%、19.3%、2.4%；而加入异甘草素，HSA 的二级结构则变为 59.1%、8.0%、10.1%、19.7%、3.1%。无论加入甘草素还是异甘草素，HSA 的 α 螺旋结构和 β 反平行结构的含量都减少，而 β 折叠、β 转角、无规则卷曲的含量增加，并且加入异甘草素后，HSA 的二级结构的含量变化更明显。由此表明，甘草素和异甘草素都会使 HSA 的二级结构发生改变并且稳定性降低，特别是异甘草素对 HSA 的影响较大[21-22]。

以往研究表明，α-乳白蛋白（α-La）在模拟胃液中不稳定，在模拟肠液中相对稳定。为了验证这个说法，研究人员检测了 α-La 在模拟胃液和模拟肠液中的消化稳定性。游离的 α-La 在 pH2.0 的胃蛋白酶作用下，几乎完全降解成小分子多肽。相反，在相同的实验条件下加入 EGC 对 α-La 的降解有明显的抑制作用，且其抑制程度随时间的不同而不同。从而证明 EGC 与 α-La 的弱结合大大提高了 α-La 的稳定性[23-24]。

（五）类黄酮与蛋白质结合的构效关系

目前认为与蛋白质结合的构效关系有如下特点：①类黄酮在 A 环上的羟基化作用增加了与 HSA 的结合率；②类黄酮在 B 环上的羟基化作用降低了与 HSA 的结合率；③类黄酮 A 环上的甲氧基化降低了蛋白质结合率；④黄烷酮 A 环和异黄酮 B 环上的甲氧基化在一定程度上提高了蛋白质结合率；⑤ C2 = C3 双键的氢化作用减弱了蛋白质的结合率；⑥糖基化降低了类黄酮与蛋白质的结合率；⑦二苯乙烯类化合物的羟基化、糖基化和甲基化极大地影响了类黄酮与 HSA 的蛋白质结合率[25]。

（六）类黄酮对蛋白质溶解度的影响

溶解度是蛋白质功能的一个重要指标，低溶解度可能会限制蛋白质的其他功能及性质。通过研究茶多酚（主要是黄烷酮类化合物）对大豆分离蛋白溶解性和凝胶性的影响，发现随着茶多酚浓度的增加，溶液中游离蛋白质的含量先增多后减少，说明大豆分离蛋白的溶解性随着茶多酚浓度的升高先升高后下降。茶多酚添加量为 0.1% 时，大豆分离蛋白的溶解性最大。凝胶强度的大小随着茶多酚添加量的增加呈现上升趋势。实验表明加入 EGC 可降低氧化胶原纤维蛋白的溶解度，这可能是由于巯基或胺-醌加合作用使蛋白质发生了共价交联[26]。

（七）类黄酮对蛋白质发泡性的影响

泡沫在许多类型的食品中都很重要，如生奶油、冰淇淋、蛋糕、蛋白酥饼、蛋奶酥和啤酒，使食品具有独特的光学特性和质地。蛋白质是一种广泛应用于食品领域的天然发泡剂。然而，许多含有大量球状蛋白质的食品形成稳定泡沫的能力有限，无法达到商业应用所需的性能。因此，人们对通过与其他天然食品成分形成物理复合物来增强蛋白质发泡特性的兴趣与日俱增，这些天然食品成分包括黄酮、多糖和表面活性剂。有人研究了芦丁与大豆蛋白相互作用及其对大豆蛋白起泡能力和起泡稳定性的影响，芦丁与蛋白质相互作用后，蛋白质的起泡性能明显提高[27-30]。

（八）类黄酮对蛋白质乳化性的影响

蛋白质分子在水、脂肪等多相混合体系中与这些分子间相互作用而形成乳化层。据报道，蛋白质的乳化性是蛋白质在食品中最重要的功能之一，它取决于蛋白质在油和水界面的吸附能力。有人研究了在不加芦丁的情况下，大豆分离蛋白（SPI）在吸附过程中的界面张力最大。随着芦丁浓度的增加，油水界面张力逐渐降低。芦丁-SPI复合物在油水界面的动态吸附界面张力变化可以解释为芦丁与大豆分离蛋白之间的相互作用，改变了油水界面吸附层的构象变化，促进了更多的疏水部分进入油相。因此，芦丁对SPI复合物具有较强的降低界面张力的能力，可以增加其疏水-亲水平衡，从而改善其乳化能力[31-33]。

二、类黄酮对蛋白质消化率的影响

蛋白质与类黄酮之间的相互作用对蛋白质的消化率和类黄酮的生物利用度起着至关重要的作用。针对不同剂量茶多酚与SPI结合对其消化率影响的研究表明，随着茶多酚浓度的增大，SPI的离体消化率逐渐降低。当茶多酚含量 ≥ 0.01% 时，SPI的离体消化率开始显著降低，这是因为茶多酚的活性羟基可以与蛋白质分子上的氨基酸残基结合，形成更为复杂的交联网状结构，从而使得胃蛋白酶难以接触到蛋白质内部的酶切位点。三种不同浓度的茶多酚对SPI离体消化率的影响具有差异。TP50（总酚含量50%）对大豆分离蛋白离体消化率的影响最大，TP98次之，TP80影响最小。然而，采用傅里叶变换红外光谱、圆二色谱和荧光光谱研究SPI与富含花青素的黑米提取物（ARBRE）相互作用过程中的结构变化，结果发现SPI与ARBRE结合后，SPI的二级结构发生变化，α螺旋明显增加，β折叠显著减少。结果还表明，ARBRE通过单一结合位点静态猝灭SPI荧光（无论是在未加热的样品还是在加热的样品中）。通过与ARBRE结合，未加热SPI和加热SPI的消化率提高了。因此，无论采用何种热处理方式，添加花青素都能提高大豆分离蛋白的消化率。类黄酮-大豆蛋白复合物提高了大豆蛋白产品的消化率和营养品质，有利于大豆蛋白制品在食品中的应用[34-35]。

有学者研究了槲皮素对蛋白质体内、体外消化吸收的影响，证实了槲皮素对肠液中胰蛋白酶消化蛋白质具有抑制作用。令人惊讶的是，大鼠模型中槲皮素提高了寡肽的血浆浓度。进一步研究发现，槲皮素能显著促进十二指肠和空肠对蛋白质消化后的寡肽吸收，增强寡肽在肠道绒毛细胞中的内化。另外四种类黄酮（槲皮素、桑色素、山奈酚和异鼠李素）也可以促进蛋白质的吸收，表明促进蛋白质吸收是以黄酮醇为代表化合物的共同特性。槲皮素对蛋白质消化和吸收具有双重作用，即抑制蛋白质消化和促进小肠对寡肽的吸收[36]。

针对类黄酮 EGCG 与 β- 乳球蛋白（β-LG）结合对蛋白质消化率的影响。β-LG 对胃蛋白酶的消化作用具有抗性，但 EGCG 能够促进胃蛋白酶对 β-LG 的消化。进一步研究发现，β-LG-EGCG 复合物在消化道上段逐渐消失，在消化道下段消失更快。β-LG-EGCG 结合可提高 β-LG 的消化率。这项研究的意义是，β-LG 消化加快能够更为有效地释放多肽和氨基酸。

EGC 联合三聚磷酸钠（STP）对肌原纤维的体外消化率和乳液凝胶特性影响的研究表明，加入 EGC 和 STP 抑制了蛋白质羰基的形成，但促进了硫醇和游离胺基团的丢失。STP 增强了 EGC 分子中醌与肌原纤维硫醇及游离胺之间的共价反应。10μmol/g EGC 和 STP 组合增加了胃肠道中的蛋白质消化率，有助于高凝胶弹性、强度、持水能力和氧化稳定性的乳液凝胶结构的改善。这种改进可能归因于在吸附和未吸附的蛋白质之间肌原纤维 -EGC 的缓和交联，进而油滴能够更好地黏附在凝胶基质上。然而，100μmol/g EGC 和 STP 组合导致形成过多的非二硫键共价键，从而加剧了肌原纤维的聚集，导致油滴的聚结以及凝胶结构的崩溃，从而导致凝胶特性和氧化稳定性整体下降，降低了蛋白质的消化率和营养价值。这些结果表明，通过 STP 与较低剂量的 EGC 相结合，可以增强肌原纤维的氧化稳定性和胶凝能力，而不会造成营养恶化[37]。

三、类黄酮对蛋白质利用率的影响

蛋白质利用率指蛋白质被消化吸收后在体内被利用的程度。对沙棘嫩枝叶影响爱拔益加（AA）肉鸡蛋白质利用率的研究表明，5% 沙棘嫩枝叶可使 AA 肉鸡对日粮中蛋白质的利用率提高 6.82%。在饲粮中添加大豆黄酮饲喂肉鸡，胸肌和腿肌分别提高 6.5% 和 7.2%，表明大豆黄酮能促进肌肉蛋白质沉积。沙棘叶总黄酮对 AA 肉鸡胸肌率和腿肌率均有不同程度提高，表明沙棘叶总黄酮可以有效地促进 AA 肉鸡胸肌和腿肌发育，沙棘叶总黄酮在提高蛋白质利用率的同时，对肉仔鸡前期肌肉生长有显著的促进作用。但是，类黄酮与面包中的蛋白质会形成难以消化的复合体，表明类黄酮与蛋白质相互作用会使蛋白质消化率降低，导致其生物利用度下降[38-39]。

四、类黄酮与蛋白质相互作用的反应机制

自然界中类黄酮常以结合物形式存在，同时蛋白质结构复杂，早期难以从分子水平研究类黄酮 - 蛋白质互作的结合位点和结合方式。考虑到蛋白质分子中含有多种不同基团以及类黄酮分子多样的结构，从理论上来讲，类黄酮与蛋白质之间氢键、离子键、疏水键、共价键都可能发生作用。

类黄酮分子中 C2 ═ C3 双键通过 π 共轭使 A 环和 C 环共平面性增加，具有平面结构的分子更容易进入蛋白质的疏水口袋。而 B 环位置异构以及 C3 的羟基化在一定程度上破坏了类黄酮的平面结构，C2 ═ C3 双键的氢化使得 B 环相对于 A 环发生了更大程度的扭曲，导致柚皮素相比芹菜素有着更大的空间位阻，进而限制了其与蛋白质结合的亲和力。类黄酮 C 环平面性对于其与蛋白质结合的相互作用也支持上述观点。另有研究考察了类黄酮中 C2 ═ C3 双键的氢化对 HSA 亲和力的影响，发现许多类黄酮的 C2 ═ C3 双键氢化会使与 HSA 的结合亲和力降低 2 ～ 4 个数量级[40]。

大量研究表明，类黄酮可通过静电作用、疏水相互作用、氢键以及范德瓦耳斯力等多种作用力与蛋白质发生结合作用。CRPP（大鼠血浆蛋白）与类黄酮结合的亲和力随着类黄酮的氢键受体数量增加而明显加强，但氢键供体数量几乎不影响二者的亲和力。疏水相互作用在类黄酮与蛋白质（如 BSA 和 HSA）相互作用时发挥重要作用。采用荧光光谱法分析儿茶素、表儿茶素、锦葵素 -3- 葡萄糖苷、原花青素低聚物等与 HSA 的相互作用，结果表明在静态淬灭过程中维持二者相互作用的力主要为疏水相互作用和氢键。另有研究发现，向 HSA 加入蓝莓花色苷提取物后，HSA 的主链构象发生了改变，芳香族氨基酸残基所处微环境发生了改变，二者之间的主要作用力为静电引力和疏水相互作用。通过荧光光谱研究 pH 值及分子结构对花色苷与 HSA 相互作用的影响，结果表明在 pH 7.4 条件下，静电相互作用和氢键是促使花色苷与蛋白质结合的作用力。在酸性条件下（pH 4.0），花色苷的羟基化及糖基化将减弱与 HSA 的结合。另有研究发现，随着 pH 值的降低，类黄酮和 BSA 的结合能力减弱。研究还发现，花色苷与 BSA 相互作用的主要作用力为氢键和范德瓦

耳斯力，溶液改变不会影响两者相互作用的方式，但会导致两者之间结合常数和结合距离发生改变。针对柚皮素与 β-LG 相互作用的研究发现，柚皮素通过氢键和范德瓦耳斯力与 β-LG 结合，结合位点位于 β-LG 的外部表面。山奈酚与葡萄糖苷酶互作的研究表明，二者主要是通过氢键和范德瓦耳斯力形成多酚蛋白复合物[41]。

第二节　类黄酮与糖类的相互作用

一、类黄酮对糖类理化性质的影响

（一）类黄酮对淀粉理化性质的影响

淀粉是人类饮食中最重要的糖类，是能量的重要来源。通常将淀粉分为快消化淀粉（rapidly digestible starch，RDS）、慢消化淀粉（slowly digestible starch，SDS）和抗性淀粉（resistant starch，RS）。RDS 是指那些能在小肠中被迅速消化吸收的淀粉（<20min），SDS 是指那些能在小肠中被完全消化吸收但是速度较慢的淀粉（<100min），RS 是在人体小肠内无法消化吸收的淀粉（>120min）。淀粉的消化率会受到食物微结构变化以及与某些生物分子相互作用的影响[42]。

糊化是指淀粉在常温下不溶于水，但当水温升至 53℃ 以上时，淀粉的物理性能发生明显变化，淀粉在高温下溶胀、分裂形成均匀糊状溶液的特性。通常情况下，糊化淀粉在体内可以被 α- 淀粉酶、α- 葡萄糖苷酶或其他消化酶水解为葡萄糖。绿茶黄酮 -3- 醇可以通过影响淀粉糊化，减缓或抑制淀粉回生。当浆果叶原花色素与大米淀粉结合量达到一定水平时，大米淀粉的糊化特性会受到影响。在加热过程中，浆果叶原花色素被释放出来，与水竞争，从而减少了淀粉膨胀的机会，延缓了复合体的糊化，通过黏度和最终黏度以及较高的糊化温度，导致了较低的峰值黏度。将红茶和绿茶提取物加入大麦淀粉、大米淀粉、马铃薯淀粉和玉米淀粉中，可降低四种淀粉的黏度。咖啡酸和阿魏酸与马铃薯淀粉复配显著降低了淀粉的峰值黏度、热糊黏度和冷糊黏度。相对直链淀粉，支链淀粉与类黄酮结合较差，原因可能是支链淀粉密集的分支加大了类黄酮结合的空间位阻。大米淀粉和类黄酮在糊化过程中的强烈相互作用导致了黏度的不规则变化。另一项研究发现，儿茶素能够影响高粱和玉米淀粉的糊化特性[43]。

糊化淀粉在储存期间倾向于重新结合成有序的晶体结构，这一过程称为回生。淀粉的回生程度和淀粉微晶的性质不仅受储存时间和温度的影响，还受淀粉浓度、淀粉来源、直链淀粉与支链淀粉的分子比以及直链淀粉和支链淀粉分子结构的影响。由于淀粉回生会影响淀粉类食品的生产特性和保质期，因此抑制淀粉回生已被广泛研究。研究发现茶多酚可减少或抑制淀粉回生，其机制可能是茶多酚的羟基可以通过氢键与水分子和淀粉分子的羟基相互作用，减小淀粉链的分子间和分子内疏水力，并防止氢键老化[44]。

食品的热特性与食品的分子结构、化合物的状态有着密切的关系。实验证明加入不同比例的红茶儿茶素可以使玉米淀粉和大米的热性能显著上升。

类黄酮的羟基在淀粉中可起到增塑剂的作用，可以与直链淀粉链建立氢键，防止直链淀粉双螺旋堆积成有序结构和微晶，从而抑制降解速度。事实上，单个直链淀粉螺旋、环糊精和环直链淀粉的内腔表现出相同的疏水特性。在这种情况下，考虑到直链淀粉单螺旋内腔的疏水性，这种联系可能是由色散力驱动。随着浆果叶原花色素比例的增加，大米淀粉的相对结晶度下降，表明浆果叶原花色素降低了大米淀粉的相对结晶度，改变了大米淀粉的长程有序结构。随着浆果叶原花色素结合比例的增加，复合物的 ΔH（焓变）降低，说明浆果叶原花色素进一步促进了大米淀粉的无定形结构增加，复合物中 To（起振温度）和 Tp（峰值温度）值明显增加，且与浆果叶原花色素的结合量呈正相关[45]。

（二）类黄酮对膳食纤维理化性质的影响

可溶性膳食纤维（soluble dietary fiber, SDF）是一种高分子碳水化合物，它的主要物理化学性质包括保水能力和有机化合物包裹性，能抵抗人体胃肠酶的消化。SDF 表现出脂肪吸附和抗氧化活性，包括对羟基自由基、超氧阴离子和 1,1- 二苯基 -2- 三硝基苯肼（1,1-diphenyl-2-picrylhydrazyl，DPPH）自由基的还原和清除能力。可溶性膳食纤维 - 类黄酮复合物由于分子间强烈的氢键相互作用，配合物的表面疏松且排列均匀；而物理混合物的表面是多孔的，结构不规则，分布着大量的孔洞和裂缝。含有单苯环的膳食纤维 - 没食子酸混合物比膳食纤维 - 儿茶素络合物表面更光滑、更致密。具有三苯环结构的膳食纤维 - 儿茶素复合物具有巨大的网络空间，呈现出疏松多孔的微观结构[46]。

菊粉（图 4-2）是可溶性益生元膳食纤维，经常被添加到食品中。菊粉通常为白色无定形、易吸湿的粉末，相对密度为 1.35，平均分子质量约为 1600Da，无任何不良气味，有良好的耐高温性、赋形性、非着色性、保水性和稳定性。菊粉与儿茶素结合后，表面由光滑的球形分子构象转变为粗糙的片状，这可能是由于结合后原菊粉分子间和分子内氢键大大降低所致。此外，儿茶素结合菊粉的表面粗糙也可能是由儿茶素结合残留物所致[47]。

　　水果和蔬菜的初级细胞壁由纤维素、半纤维素和果胶多糖三种主要成分组成，纤维素含量约占干重的 35%。其他细胞壁成分在初级植物细胞壁结构中以相似或更小的比例存在。因此，纤维素是人类饮食中的主要膳食纤维来源。EGCG 会影响罗望子木葡聚糖的凝胶行为，罗望子木葡聚糖的储存量与 EGCG 浓度呈倒 U 型关系。在甲基纤维素和单宁酸的相互作用中可以直接观察到对多糖功能的影响。通过 ITC（等温滴定量热法）对非共价相互作用的表征，确定单宁酸降低了甲基纤维素的凝胶化温度，提高了甲基纤维素的泡沫和乳状液稳定性能[48]。

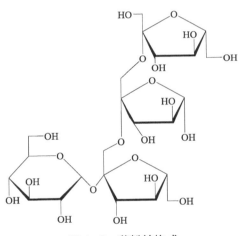

图 4-2　菊粉结构式

二、类黄酮对糖类消化率的影响

　　糖类在机体内生物活性的发挥不但与自身结构有关，还与其消化、分解和吸收的过程相关，许多糖类在经机体消化吸收进入细胞后才发挥作用。

（一）类黄酮对淀粉消化率的影响

　　淀粉消化中的关键酶是 α- 淀粉酶和 α- 葡萄糖苷酶，晶体结构、支链淀粉精细结构、支链淀粉 / 直链淀粉比值、分子结构和分子摩尔质量是决定淀粉消化率的关键因素。类黄酮对 α- 淀粉酶的抑制作用取决于类黄酮特定位置的羟基、酶催化残基形成的氢键、C2 ═ C3 双键以及 B 环羟基数等多方面因素。类黄酮通过疏水作用与淀粉形成复合物，从而抑制淀粉的消化。在回生过程中，淀粉中的支链淀粉和直链淀粉通过疏水力和氢键相互作用，重新结晶形成有序的结构排列，这一过程也降低了淀粉的消化率。虽然类黄酮与酶的结合作用被认为是抑制淀粉消化的主要原因，但类黄酮与淀粉的相互作用也可能影响淀粉的消化。淀粉的微观结构在与类黄酮结合后会发生改变。实验证明红茶和绿茶提取物均能有效降低淀粉水解率。淀粉消化率和花色苷存在很强的相关性。高粱原花色素可以与淀粉强烈相互作用，从而降低其消化率。儿茶素主要与淀粉的无定形区相互作用，这些区域通常更容易被淀粉分解酶水解，从而降低淀粉的消化率。原花青素可以与 α- 淀粉酶 /α- 葡萄糖苷酶等消化酶的氨基酸残基结合，抑制其活性，从而减少淀粉在消化过程中释放的葡萄糖量。原花青素也可以通过疏水作用结合淀粉的螺旋结构，或者其羟基和羰基通过氢键与淀粉的羟基结合，从而改变淀粉的消化率。浆果叶原花色素 - 大米淀粉复合物的快消化淀粉含量明显低于天然大米淀粉，表明浆果叶原花色素与大米淀粉的复合物可能是一种制备慢消化淀粉的新方法。直链淀粉与浆果叶原花色素形成了 V 型复合物，这可能也会干扰淀粉链的重排，进而影响淀粉的消化率[49]。

（二）黄酮类化合物对膳食纤维消化率的影响

菊粉，是一种直链结构的多糖，主要由 D- 呋喃果糖分子以 β-1, 2- 糖苷键连接而成。其中，每个菊粉分子末端以 α-1,2- 糖苷键连接一个葡萄糖残基，聚合度通常为 2 ～ 60，平均聚合度为 10。在一项研究中，小鼠被喂以添加菊粉、异槲皮素或菊粉和异槲皮素的高脂饮食，为期 12 周。与菊粉或异槲皮素相比，喂食菊粉和异槲皮素高脂饮食的小鼠体重增加减慢，糖耐量提高，肝脂含量降低，血清醋酸浓度降低，脂肪细胞肥大减轻。这些作用被认为可能是通过异槲皮素与菊粉结合提高新陈代谢和生物利用度的结果[50]。

三、类黄酮与糖类结合的机制

类黄酮可以通过共价和 / 或非共价方式与食品中糖类结合。共价结合可能经历氧化和亲核加成过程，而且共价和非共价结合很可能同时发生。各种食品的质量属性会受到糖类 - 类黄酮的相互作用。在营养方面，这种相互作用在人体消化道中对类黄酮和糖类代谢起着重要作用。

（一）共价结合

在食品加工过程中，类黄酮和食品多糖共价结合的生化机制主要包括类黄酮的氧化，形成邻苯二酚或邻半苯醌，例如在酸性介质中原花青素黄烷键断裂并形成碳正离子。

在一项研究中，玉米淀粉与葡萄渣提取物（实验中用单宁／原花青素）在50% 乙醇和 3%NaOH 中混合，然后冷冻干燥得到淀粉 - 类黄酮复合物。FT-IR（傅里叶变换红外光谱）分析表明，改性玉米淀粉中 C—O—C 的振动强度增加，表明存在醚键。共价键（醚键）的形成可能是由于淀粉在碱性条件下电离形成醇盐。浆果叶原花色素与大米淀粉复合物中 T_o 和 T_p 值明显增加，表明浆果叶原花色素与大米淀粉中羟基的相互作用是稳定的[51]。

（二）非共价结合

当多糖与类黄酮物理混合时，该体系主要由氢键、疏水相互作用和离子键等非共价相互作用维持。类黄酮通过疏水作用与淀粉形成复合物，从而抑制淀粉的消化。通过 FT-IR 测定，与天然大米淀粉相比，含或不含浆果叶原花色素的复合体既没有出现新的峰，也没有吸收峰的损失，说明没有化学键的修饰或共价键的形成。换句话说，加入浆果叶原花色素对大米淀粉分子的化学键几乎没有影响。原花青素与马铃薯淀粉之间的相互作用力可能是非共价键，尤其是氢键，可以抑制复合物凝胶的回生。复合物中的相互作用可以提供更有序的结构，意味着它比天然淀粉具有更好的热稳定性和剪切稳定性。一些研究人员认为，类黄酮和淀粉可以通过氢键和范德瓦耳斯力相互作用[52]。

氢键和疏水相互作用是类黄酮和植物细胞壁多糖形成复合物的两个主要维持力。此外，类黄酮本身在水溶液中是稳定的，这表明其在克服与纤维素结合时发生的熵损失方面具有一定的焓优势。因此，根据类黄酮在溶液中的相对稳定性和与纤维素结合的焓，类黄酮与纤维素的结合通常在 2h 后达到平台期，似乎代表了一个平衡结合点。

原花青素与果胶的结合率随着果胶甲基化程度的增加而增加，但随着中性糖侧基数的增加而减少。这表明，疏水或氢键协同作用和侧链对结合位点空间位阻较小的多糖可能更容易有效地结合类黄酮。

第三节　类黄酮与脂质的相互作用

类黄酮与不同脂质化合物共存时，可以通过影响乳化、降低脂肪酶活性以及干扰脂质氧化等途径，减少人体脂肪吸收，有利于预防肥胖和心血管疾病的发生和发展。

具体而言，莲子原花青素提取物能够在体外降低脂质颗粒的大小并降低其黏度。与花生油同时摄入时，原花青素提取物可以改变乳化过程、抑制小肠脂肪酶活性、改善脂质分布和脂质氧化。在同一项研究中，通过体外模拟胃肠消化过程，发现这些类黄酮与脂滴之间的相互作用反而提高了原花青素的生物利用度。此外，在小肠体外消化模拟系统中，茶多酚（主要是儿茶素）可以改变橄榄油中脂质的乳化过程，减少脂滴的表面积，抑制甘油三酯的吸收。影响的机制主要有两个：①在脂质的极性部分和类黄酮的羟基之间形成氢键；②某些类型类黄酮掺入到脂质层内。类黄酮化合物与脂质相互作用的相关研究如表 4-1 所示[53-54]。

表 4-1　类黄酮与脂质相互作用

类黄酮与脂质	实验模型	结果
莲房低聚原花青素	花生油的乳剂	液滴平均大小减少；乳液黏度增加；抗氧化性能提高
莲房低聚原花青素	花生油体外消化乳剂	口服消化后浓缩乳剂的粒径增大；胃和小肠中颗粒减小；原花青素生物利用度提高
莲房低聚原花青素	0.05g/(kg·bw)、0.1g/(kg·bw)、0.15g/(kg·bw) LSOPC 喂养高脂血症 SD 大鼠 28d	血清总甘油三酯和总胆固醇降低；高密度脂蛋白水平提高；抑制脂肪酶
绿茶和红茶提取物	橄榄油的体外消化乳剂	脂滴表面积减少；甘油三酯吸收减少
可可液（50% 脂肪）可可粉（15% 脂肪）	体外消化	可可多酚生物利用度提高
黑 / 紫胡萝卜配椰子油、葵花籽油和牛油	体外消化	胡萝卜多酚生物利用度提高
槲皮素和猪油	30μmol/(kg·bw) 槲皮素和 15g/100g 或 30g/100g 猪油喂养猪	提高口服槲皮素的生物利用度；槲皮素消除显著延迟
含槲皮素的无脂（<0.5g）、低脂（4.0g）、高脂（15.4g）早餐	随机交叉研究，超重 / 肥胖男性和绝经后女性	血浆中槲皮素的最大浓度增高；提高槲皮素苷元体外胶束化效率

一些研究证实，当与富含脂质的食物共同摄入时，类黄酮的生物利用度更高。这种积极作用可能是因为类黄酮掺入脂质，从而受到胶束保护。例如，在体外胃肠消化模型中，可可多酚（酚酸、原花青素和黄酮）特别是原花青素在可可液（约 50% 脂质含量）中的生物利用度比在可可粉（约 15% 脂质含量）中更高。同样，不同类型的富含多不饱和脂肪酸（PUFA）的油（牛油、椰子油和葵花籽油）能够提高黑色 / 紫色胡萝卜中花青素和酚酸的稳定性，显著提高它们的生物利用度和抗氧化能力。此外，在含有不同种类不同含量脂肪的膳食中加入槲皮素 -3-O- 葡萄糖苷可影响其在猪体内的生物利用度。在平均脂肪浓度为 17% 的膳食中槲皮素 -3-O- 葡萄糖苷的生物利用度更高，并且显著延迟排泄时间。在超重的男性和绝经后的女性中，与不含脂肪的早餐相比，在高脂早餐中加入槲皮素，这种类黄酮的生物利用度会因吸收加强而显著提高[55-57]。

第四节　类黄酮与矿物质的相互作用

食品中不同矿物质（又称无机盐）与类黄酮的相互作用已得到科学证明（表 4-2）。这种相互作用不仅受到所涉及物质化学性质的强烈影响，而且还受到 pH 值的影响。类黄酮化合物与矿物质发生螯合，体现出其"抗营养"作用，其中铁是该领域研究最多的矿物质。不同类黄酮的螯合能力不同，且抗营养作用受许多因素的影响，例如酯化和糖基化程度以及它们的分子量[58]。

儿茶素是铁吸收的主要"抑制剂"。例如，在 Caco-2（人结肠腺癌）细胞中，EGCG、葡萄籽多酚提取物和绿茶提取物在体外以剂量依赖性方式强烈抑制亚铁血红素 -^{55}Fe 的吸收。在同一细胞系中，槲皮素预处理抑制铁吸收，得到了大鼠体内研究结果的证实。此外，口服槲皮素可显著抑制大鼠对铁的吸收以及参与其代谢的负调控基因。最后，在对塞内加尔妇女和儿童进行的一项临床试验中，与未补充类黄酮的茶相比，补充富含类黄酮的富马酸亚铁的茶使人体对铁的吸收显著降低[59]。

锌是另一种常被研究的矿物质，但它与类黄酮结合的亲和力低于铁。例如，通过 Caco-2 细胞模型，人们评估了各种富含类黄酮的饮料（红酒、绿茶和红葡萄汁）对锌吸收和生物利用度的影响，结果表明与其他富含类黄酮饮料相比，红酒促进了锌的吸收。通过分析饮料中类黄酮（单宁酸、槲皮素、儿茶素、咖啡酸和没食子酸）种类对提高锌生物利用度的贡献，发现单宁酸和槲皮素贡献更大。在同一细胞系的另一项体外研究中，分析了 EGCG、绿茶提取物和葡萄籽提取物对锌吸收的影响，其中只有葡萄籽提取物对锌吸收有负面影响，这可能是由于这种提取物中原花青素的含量很高，抑制了肠细胞对锌的吸收。此外，灌服绿茶、野樱莓和金银花果实的多酚提取物，能够显著降低大鼠小肠对锌和钙的吸收。一项对年轻人摄入富含锌的玉米或高粱粥的研究也证实了类黄酮能够降低锌的吸收[60-61]。

表4-2 类黄酮与微量营养素相互作用及其影响

膳食化合物	实验模型	结果
EGCG、葡萄籽提取物、绿茶提取物与铁	Caco-2 细胞	以剂量依赖方式抑制血红素铁吸收
槲皮素与铁	Caco-2 细胞 SD 大鼠	减少基底层的铁外流到循环中 铁转运蛋白表达降低
槲皮素与铁	SD 大鼠	血清和组织铁吸收减少 抑制十二指肠黏膜的铁外流；铁代谢相关基因下调（$DMT1$、TRF、$Dcytb$）；肝脏血色素表达增加
富含类黄酮茶与铁	塞内加尔妇女和儿童	血清和组织铁吸收减少
红酒、绿茶、红葡萄汁与锌	Caco-2 细胞	增加锌的吸收和生物利用度 增强金属硫蛋白的表达
EGCG、葡萄籽提取物、绿茶提取物与锌	Caco-2 细胞	葡萄籽提取物抑制锌吸收，其他物质没有作用
绿茶、秋水仙或金银花果实的提取物与锌、钙	大鼠	锌和钙的吸收减少
强化锌的玉米或高粱粥	青年人	锌吸收下降
没食子酸、咖啡酸、儿茶素、柚皮素与番茄红素、β-胡萝卜素、叶黄素、α-生育酚	Caco-2 细胞	α-生育酚的吸收减少
针叶樱桃汁与维生素 C	Caco-2 细胞	增加维生素 C 的吸收 $SVCT1$ 基因表达增加
针叶樱桃汁与维生素 C	健康受试者	维生素 C 吸收增加 尿液中维生素 C 排泄量减少
类黄酮与维生素 C	中国仓鼠卵巢细胞	维生素 C 吸收抑制
红葡萄汁与维生素 C	健康受试者	维生素 C 吸收减少
葡萄酒、啤酒、茶与叶酸	Caco-2 细胞	叶酸摄取和吸收减少
没食子酸、咖啡酸、儿茶素、柚皮素与木犀草素	Caco-2 细胞	木犀草素吸收减少

续表

膳食化合物	实验模型	结果
茶多酚与 β- 胡萝卜素	体外模拟消化、SD 大鼠	β- 胡萝卜素生物利用度提高 血浆类胡萝卜素水平升高
花青素与 β- 胡萝卜素	Caco-2 细胞	β- 胡萝卜素摄取增加
花青素与番茄红素	Caco-2 细胞	番茄红素摄取减少

第五节　类黄酮与维生素及其他有机色素的相互作用

　　类黄酮与微量营养素（如维生素和有机色素）的相互作用非常普遍，因为它们通常同时存在于食品基质或膳食中。目前研究多侧重于类黄酮对微量营养素的影响，取得的结果也常出现矛盾（表 4-2）。在化学计量水平，维生素和有机色素的浓度比类黄酮低很多，因此二者对类黄酮的生物利用度的影响微乎其微。在 Caco-2 细胞中，多酚（没食子酸、咖啡酸、儿茶素和柚皮素）的混合物显著抑制了 α- 生育酚的吸收。在同一细胞系中，含有大量类黄酮的针叶樱桃汁能够显著增加抗坏血酸的摄入量，其中矢车菊素 -3- 葡萄糖苷和槲皮素能够促进钠依赖性维生素 C 转运蛋白 1（*SVCT1*）基因表达，这种效应后来也在男性人群研究中得到证实。但是类黄酮对抗坏血酸吸收的影响却存在着另外的结论。例如，在中国仓鼠卵巢细胞中，不同类黄酮（特别是杨梅素和槲皮素）能够抑制抗坏血酸的转运吸收。同样，摄入葡萄汁（特别是富含黄烷醇、黄酮醇和花青素的葡萄汁）的人群，也可以观察到由 *SVCT1* 表达下调引起的维生素 C 吸收抑制。此外，在一项对 Caco-2 细胞的研究中，红茶、绿茶、啤酒和富含类黄酮（如白藜芦醇、槲皮素、杨梅素、山奈酚）红酒等饮品，可以显著抑制饮品中叶酸的吸收[62-63]。

　　除了维生素，一些有机色素如果与某些类黄酮共同存在也会发生吸收变化。在 Caco-2 细胞中，多酚（没食子酸、咖啡酸、儿茶素和柚皮素）的混合物能够使叶黄素吸收降低 30%，其中起主导作用的是柚皮素。在模拟的胃肠消化系统中，茶多酚（EGCG、EGC、ECG、GCG、GC、EC、儿茶素）可使有机色素 β- 胡萝卜素的生物可及性显著增加。上述研究结果在大鼠体内得到证实，与单独接受 β- 胡萝卜素的大鼠相比，接受该化合物与茶多酚的大鼠血浆类胡萝卜素水平显著增加。体外研究还证明，花青素与 β- 胡萝卜素共同存在时可促进 β- 胡萝卜素摄取，这些花青素包括花青素 -3- 葡萄糖苷、锦葵素 -3- 葡萄糖苷、牡丹苷 -3- 葡萄糖苷、天竺葵素 -3- 葡萄糖苷和矮牵牛素 -3- 葡萄糖苷。在相同的实验模型中，相同的花青素加飞燕草素 -3-*O*- 葡萄糖苷氯化物，却使番茄红素的摄取量降低 50% ～ 80%[64-65]。

此外，与单个化合物相比，多种抗氧化分子的共同存在 / 共同摄入，除了对生物利用度的影响外，还可能对抗氧化能力产生协同作用。具体而言，这种协同作用可能归因于不同的机制，例如较弱抗氧化剂促进较弱抗氧化剂的抗氧化能力再生；促进协同作用的两种抗氧化剂化合物分布空间不同；两种化合物之一通过螯合作用使金属失活；对它们的氧化彼此起保护作用[66]。

参考文献

［1］ Hasni I, Msilini N, Hamdani S, et al. Characterization of the structural changes and photochemical activity of photosystem I under Al(3+) effect. J Photochem Photobiol B, Biol. 2015, 149:292-299.

［2］ He Z, Xu M, Zeng M, et al. Interactions of milk *α*- and *β*-casein with malvidin-3-*O*-glucoside and their effects on the stability of grape skin anthocyanin extracts. Food Chem. 2016, 199:314-322.

［3］ Manach C, Scalbert A, Morand C, et al. Polyphenols: food sources and bioavailability. Am J Clin Nutr. 2004, 79(5):727-747.

［4］ Xiao J, Cao H, Wang Y, et al. Glycosylation of dietary flavonoids decreases the affinities for plasma protein. J Agric Food Chem. 2009, 57(15):6642-6648.

［5］ Walle T. Methylation of dietary flavones increases their metabolic stability and chemopreventive effects. Int J Mol Sci. 2009, 10(11):5002-5019.

［6］ Walle T. Methylation of dietary flavones greatly improves their hepatic metabolic stability and intestinal absorption. Mol Pharm. 2007, 4(6):826-832.

［7］ Wang Y,Xiao J, Cao H, et al. Structure-affinity relationship of flavones on binding to serum albumins: effect of hydroxyl groups on ring A. Mol Nutr Food Res. 2010, 54(S2):S253-S260.

［8］ Chen T ,Xiao J, Cao H, et al. Molecular property-affinity relationship of flavanoids and flavonoids for HSA in vitro. Mol Nutr Food Res. 2011, 55(2):310-317.

［9］ Qu LB, Wang L, Yang R, et al. Interaction of bovine serum albumin with luteolin and apigenin. Yao Xue Xue Bao. 2006, 41(4):352-357.

［10］ Wei X,Xiao J, Bai Y, et al. Systematic investigation of the influence of CdTe QDs size on the toxic interaction with human serum albumin by fluorescence quenching method. Spectrochim Acta A Mol Biomol Spectrosc. 2010, 76(1):93-97.

［11］ Xiao J, Kai G. A review of dietary polyphenol-plasma protein interactions: characterization, influence on the bioactivity, and structure-affinity relationship. Crit Rev Food Sci Nutr. 2012,

52(1):85-101.

［12］ Kühn J, Considine T, Singh H. Binding of flavor compounds and whey protein isolate as affected by heat and high pressure treatments. J Agric Food Chem. 2008, 56(21):10218-10224.

［13］ Taheri-Kafrani A, Bordbar AK, Mousavi SH, et al. Beta-lactoglobulin structure and retinol binding changes in presence of anionic and neutral detergents. J Agric Food Chem. 2008, 56(16):7528-7534.

［14］ Pairoba CF, Colombo SL, Andreo CS. Flavonoids as inhibitors of NADP-malic enzyme and PEP carboxylase from C4 plants. Biosci Biotechnol Biochem. 1996, 60(5):779-783.

［15］ Wu J, Deng X, Tian B, et al. Interactions between Oat beta-Glucan and calcofluor characterized by spectroscopic method. J Agric Food Chem. 2008, 56(3):1131-1137.

［16］ Tavel L, Andriot I, Moreau C, et al. Interactions between beta-lactoglobulin and aroma compounds: different binding behaviors as a function of ligand structure. J Agric Food Chem. 2008, 56(21):10208-10217.

［17］ Cao Y, Xiong YL. Interaction of whey proteins with phenolic derivatives under neutral and acidic pH conditions. J Food Sci. 2017, 82(2):409-419.

［18］ Kaur J, Katopo L, Hung A, et al. Combined spectroscopic, molecular docking and quantum mechanics study of β-casein and p-coumaric acid interactions following thermal treatment. Food Chem.2018, 252:163-170.

［19］ Chen J, Zhang K, Ren Y, et al. Influence of sodium tripolyphosphate coupled with (-)-epigallocatechin on the in vitro digestibility and emulsion gel properties of myofibrillar protein under oxidative stress. Food Funct. 2020, 11(7):6407-6421.

［20］ Xiong YL. Role of myofibrillar proteins in water-binding in brine-enhanced meats. Food Res Int. 2005, 38(3):281-287.

［21］ Jayabharathi, Jayaraman, Venugopal Thanikachalam, et al. A study on the binding interaction between the imidazole derivative and bovine serum albumin by fluorescence spectroscopy. J Lumin.2012, 132(3): 707-712.

［22］ 梁健丹. 几种黄酮类天然甜味剂及合成色素与蛋白质相互作用机制研究［D］. 南宁：南宁师范大学，2020.

［23］ Peña-Ramos EA, Xiong YL. Antioxidative activity of whey protein hydrolysates in a liposomal system. J Dairy Sci. 2001, 84(12):2577-2583.

［24］ Roca M. In vitro digestive stability and uptake by Caco-2 human intestinal cells of nonfluorescent chlorophyll catabolites. Food Chem. 2012, 130(1):134-138.

［25］ Ma J, Yao Q, Chen X, et al. Weak binding of epigallocatechin to α-lactalbumin greatly improves its stability and uptake by Caco-2 cells. J Agric Food Chem. 2021, 69(30):8482-8491.

［26］ Cao H, Liu X, Ulrih NP, et al. Plasma protein binding of dietary polyphenols to human serum albumin: A high performance affinity chromatography approach. Food Chem. 2019, 270:257-263.

［27］ Shi R, Ma CL, Li JP, et al. Characterization of TGase-induced whey protein isolate: Impact of HPHP pretreatment. J Food Eng. 2020, 282:110025.

［28］ Teklehaimanot WH, Emmambux MN. Foaming properties of total zein, total kafirin and pregelatinized maize starch blends at alkaline pH. Food Hydrocolloid. 2019, 97:105221.

[29] Wan Z, Yang X, Sagis L. Contribution of long fibrils and peptides to surface and foaming behavior of soy protein fibril system. Langmuir. 2016:8092-8101.

[30] Ye J, Deng L, Wang Y, et al. Impact of rutin on the foaming properties of soybean protein: Formation and characterization of flavonoid-protein complexes. Food Chem. 2021, 362:130238.

[31] Mehr HM, Koocheki A. Effect of atmospheric cold plasma on structure, interfacial and emulsifying properties of Grass pea (Lathyrus sativus L.) protein isolate. Food Hydrocolloid. 106(6):105899.

[32] Beverung CJ, Radke CJ, Blanch HW. Protein adsorption at the oil/water interface: characterization of adsorption kinetics by dynamic interfacial tension measurements. Biophys Chem. 1999, 81(1):59-80.

[33] Czubinski J, Feder S. Lupin seeds storage protein composition and their interactions with native flavonoids. J Sci Food Agric. 2019, 99(8):4011-4018.

[34] Oliveira A, Katholi CR, Unnasch TR. Characterization of the promoter of the Brugia malayi 12kDa small subunit ribosomal protein (RPS12) gene. Int J Parasitol. 2008, 38(10):1111-1119.

[35] Cheng Y, Liu Y, Chen D, et al. Dual effects of quercetin on protein digestion and absorption in the digestive tract. Food Chem. 2021, 358:129891.

[36] Morais FPR, Pessato TB, Rodrigues E, et al. Whey protein and phenolic compound complexation: Effects on antioxidant capacity before and after in vitro digestion. Food Res Int. 2020, 133:109104.

[37] Dönmez Ö, Mogol BA, Gökmen V, et al. Modulation of gastrointestinal digestion of β-lactoglobulin and micellar casein following binding by (-)-epigallocatechin-3-gallate (EGCG) and green tea flavanols. Food Funct. 2020, 11(7):6038-6053.

[38] Swieca M, Gawlik-Dziki U, Dziki D, et al. The influence of protein-flavonoid interactions on protein digestibility in vitro and the antioxidant quality of breads enriched with onion skin. Food Chem. 2013, 141(1):451-458.

[39] 王国杰, 韩正康, 陈杰, 等. 大豆黄酮对肉鸡生长的影响及其作用机制研究. 广东畜牧兽医科技. 1994, (3):4-6.

[40] Xiao J, Cao H, Chen T, et al. Molecular property-binding affinity relationship of flavonoids for common rat plasma proteins in vitro. Biochimie. 2011, 93(2):134-140.

[41] Prigent SV, Gruppen H, Visser AJ, et al. Effects of non-covalent interactions with 5-O-caffeoylquinic acid (chlorogenic acid) on the heat denaturation and solubility of globular proteins. J Agric Food Chem. 2003, 51(17):5088-5095.

[42] Torres JD, Dueik V, Carré D, et al. Effect of the addition of soluble dietary fiber and green tea polyphenols on acrylamide formation and in vitro starch digestibility in baked starchy matrices. Molecules. 2019, 24(20).

[43] Xiao HX, Lin QL, Liu GQ, et al. Inhibitory effects of green tea polyphenols on the retrogradation of starches from different botanical sources. Food Bioprocess Tech. 2013, 6: 2177-2181.

[44] Guzar I, Ragaee S, Seetharaman K. Mechanism of hydrolysis of native and cooked starches from different botanical sources in the presence of tea extracts. J Food Sci. 2012, 77(11):1192-1196.

［45］Veiga-Santos P, Oliveira LM, Cereda MP, et al. Sucrose and inverted sugar as plasticizer. Effect on cassava starch-gelatin film mechanical properties, hydrophilicity and water activity. Food Chem. 2007, 103(2): 255-262.

［46］Taghipoor M, Barles G, Georgelin C, et al. Digestion modeling in the small intestine: impact of dietary fiber. Math Biosci. 2014, 258:101-112.

［47］Li S, Li J, Zhu Z, et al. Soluble dietary fiber and polyphenol complex in lotus root: Preparation, interaction and identification. Food Chem. 2020, 314:126219.

［48］Patel AR, ten-Hoorn JS, Hazekamp J, et al. Colloidal complexation of a macromolecule with a small molecular weight natural polyphenol: implications in modulating polymer functionalities. Soft Matter, 2013, 9: 1428.

［49］Wang M, Chen J, Ye X, et al. In vitro inhibitory effects of Chinese bayberry (Myrica rubra Sieb. et Zucc.) leaves proanthocyanidins on pancreatic α-amylase and their interaction. Bioorg Chem. 2020, 101:104029.

［50］Tan S, Caparros-Martin JA, Matthews VB, et al. Isoquercetin and inulin synergistically modulate the gut microbiome to prevent development of the metabolic syndrome in mice fed a high fat diet. Sci Rep. 2018, 8(1):10100.

［51］Carvalho E, Mateus N, Plet B, et al. Influence of wine pectic polysaccharides on the interactions between condensed tannins and salivary proteins. J Agric Food Chem. 2006, 54(23):8936-8944.

［52］Wang LY, Li FX, Yang YX, et al. Interaction mechanism between polyphenols and polysaccharides and effect on polyphenolic properties: A review. Food Science. 2017, 38(11): 276-282.

［53］Kardum N, Glibetic M. Polyphenols and Their Interactions With Other Dietary Compounds: Implications for Human Health. Adv Food Nutr Res. 2018, 84:103-144.

［54］Li X Chen Y, Li S, et al. Oligomer procyanidins from lotus seedpod regulate lipid homeostasis partially by modifying fat emulsification and digestion. J Agric Food Chem.2019, 67(16): 4524-4534.

［55］Gu C, Suleria HAR, Dunshea FR, et al. Dietary lipids influence bioaccessibility of polyphenols from black carrots and affect microbial diversity under simulated gastrointestinal digestion. Antioxidants (Basel). 2020, 9(8):762.

［56］Guo Y, Mah E, Davis CG, et al. Dietary fat increases quercetin bioavailability in overweight adults. Mol Nutr Food Res. 2013, 57(5):896-905.

［57］Jakobek L. Interactions of polyphenols with carbohydrates, lipids and proteins. Food Chem. 2015, 175:556-567.

［58］Rousseau S, Kyomugasho C, Celus M, et al. Barriers impairing mineral bioaccessibility and bioavailability in plant-based foods and the perspectives for food processing. Crit Rev Food Sci Nutr. 2020, 60(5):826-843.

［59］Ndiaye NF, Idohou-Dossou N, Bürkli S, et al. Polyphenol-rich tea decreases iron absorption from fortified wheat bread in Senegalese mother-child pairs and bioavailability of ferrous fumarate is sharply lower in children. Eur J Clin Nutr. 2020, 74(8):1221-1228.

［60］Omena J, Curioni C, Cople-Rodrigues CDS, The effect of food and nutrients on iron overload:

what do we know so far? Eur J Clin Nutr. 2021, 75(12):1771-1780.

［61］Brnić M, Wegmüller R, Zeder C, et al. Influence of phytase, EDTA, and polyphenols on zinc absorption in adults from porridges fortified with zinc sulfate or zinc oxide. J Nutr. 2014, 144(9):1467-1473.

［62］Bohn T. Dietary factors affecting polyphenol bioavailability. Nutr Rev. 2014, 72(7):429-452.

［63］Takino Y, Aoki H, Kondo Y, et al. Acerola (Malpighia emarginata DC.) Promotes Ascorbic Acid Uptake into Human Intestinal Caco-2 Cells via Enhancing the Gene Expression of Sodium-Dependent Vitamin C Transporter 1. J Nutr Sci Vitaminol (Tokyo). 2020, 66(4):296-299.

［64］Meng Q, Long P, Zhou J, et al. Improved absorption of β-carotene by encapsulation in an oil-in-water nanoemulsion containing tea polyphenols in the aqueous phase. Food Res Int. 2019, 116:731-736.

［65］Phan MAT, Bucknall MP, Arcot J. Interferences of anthocyanins with the uptake of lycopene in Caco-2 cells, and their interactive effects on anti-oxidation and anti-inflammation in vitro and ex vivo. Food Chem. 2019, 276:402-409.

［66］Phan MAT, Paterson J, Bucknall M, et al. Interactions between phytochemicals from fruits and vegetables: Effects on bioactivities and bioavailability. Crit Rev Food Sci Nutr. 2018, 58(8):1310-1329.

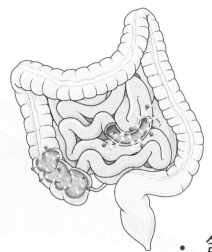

· 第五章 ·

类黄酮与肠道药物的吸收与代谢

　　类黄酮广泛存在于人类的饮食中，其日均消费量接近 1g/ 人，是膳食抗氧化剂的最大来源。类黄酮的饮食来源包括水果、蔬菜、谷物、豆类、巧克力和植物性饮料。广泛的生物医学研究表明，类黄酮有助于预防心血管疾病、癌症、骨质疏松症、糖尿病、神经退行性变性疾病等。类黄酮主要以糖基化的形式存在于食物中，但在胃酸中或在胃肠腔内的细菌作用下，类黄酮会被分解糖基释放出苷元，并在组织和肠道中进一步生物转化。Ⅱ相代谢主要发生在肝脏和肠上皮细胞，产生葡萄糖苷酸、硫酸盐和 / 或甲基结合物。有报道称苷元比相应的糖苷形式表现出更高的抗氧化活性，这种生物转化体现的生物学意义一直是科学界关注的焦点[1-2]。

　　类黄酮在体内存在广泛的生物转化过程，其主要的循环代谢产物是葡萄糖苷酸类化合物。葡萄糖苷酸类化合物可以与肠道和肝脏的外流转运蛋白偶联，导致肠 - 肝再循环，进而存在较长的平均停留时间和半衰期，使其积累于组织。需要承认的是，关于类黄酮代谢物如葡萄糖苷酸和硫酸盐结合物的药理活性仍存在争议。一些报告表明，它们的药理活性实际很弱，但也有研究表明，类黄酮代谢产物具有显著的生物活性，并且在某些情况下，其活性甚至高于它们相应的原型化合物。例如，黄豆苷元生物转化的最终产物雌马酚已被报道具有高抗氧化能力、抗雄激素能力以及遗传毒性作用[3]。类黄酮代谢产物的药理活性与各种转运蛋白相关联，也与其他药物存在相互作用，本章主要论述类黄酮与药物相互作用的相关研究与进展。

第一节　草药中类黄酮与药物相互作用

药代动力学的相互作用可发生在吸收、代谢、分布和排泄（ADME）的各个层面。类黄酮可以在这些层面上导致药物的生物利用度增加或减少。众所周知，类黄酮可以抑制和诱导消化道和肝脏中的细胞色素 P450 的酶活性。表 5-1[4-10] 总结了一些类黄酮的来源、亚类及其对代谢酶和转运蛋白的影响。类黄酮对蛋白质的影响主要包括：改变蛋白质的结构、降低蛋白质表面疏水性、提高蛋白质稳定性等。

表 5-1　类黄酮亚类及其与代谢酶和转运蛋白相互作用的研究进展

类黄酮亚类	成分	相关代谢酶	相关转运蛋白	主要饮食 / 食物来源
黄酮醇	槲皮素 山柰酚 杨梅素 异鼠李素 桑色素	CYP1A2 CYP2C9 CYP2D6 CYP3A4 UGT1A1 SULT1A1 SULT1A3 GST NAT UGT SULT	MRP1 P-gp MRP2 BCRP OATP MCT1 OAT1 URAT1 GLUT2 SVCT1	洋葱 苹果 樱桃 茶 红酒 浆果 贯叶连翘 花椰菜
黄酮	木犀草素 芹菜素 白杨素 黄芩黄素 双芹菜素	CYP1A2 CYP2C9 CYP2C19 CYP2D6 GST NAT UGT UGT1A1 SULT1A1 SULT1A3 CYP2E1 CYP3A4	P-gp MRP2 MRP1 BCRP SVCT1 OATP GLUT2	红辣椒 蜂蜜 芹菜 欧芹 百里香

续表

类黄酮亚类	成分	相关代谢酶	相关转运蛋白	主要饮食/食物来源
黄烷酮	橙皮苷 柚皮素 毛纲草酚 芸香柚皮苷 圣草酚	CYP1A2 CYP3A4 GST UGT UGT1A1	P-gp BCRP OATPs MCT1 SVCT1 GLUT2 MRP1	柑橘类
黄烷-3-醇	儿茶素 没食子儿茶素 表儿茶素 茶黄素 茶黄素-3-没食子酸酯 茶黄素-3,3'-二没食子酸酯 茶红素 表没食子儿茶素	CYP1A2 CYP3A4 SULT SULT1A1 CYP2E1 SULT1A3 GST	P-gp MRP2 OATPs GLUT2	绿茶 可可 巧克力 红酒 山楂 越橘
花青素	矢车菊素 飞燕草素 锦葵素 天竺葵素 芍药素 牵牛花素	CYP2C19	P-gp BCRP SVCT1	樱桃 葡萄 浆果 红卷心菜
异黄酮	染料木黄酮 黄豆苷元 鹰嘴豆芽素A 花葵素 光甘草定	CYP2B6 CYP2C9 CYP3A4 NAT UGT CYP1A2 GST SULT1A1 CYP2E1	P-gp MRP2 BCRP SVCT1 OATP1B1	红车轴草 豆类 苜蓿 大豆 豌豆

注：CYP1A2 为细胞色素 P450 1A2 酶；CYP2C9 为细胞色素 P450 2C9 酶；CYP2D6 为细胞色素 P450 2D6 酶；CYP3A4 为细胞色素 P450 3A4 酶；UGT1A1 为尿苷二磷酸葡萄糖醛酸酸转移酶；SULT1A1 为重组人胞质磺基转移酶家族 1A 成员 1；SULT1A3 为重组人胞质磺基转移酶家族 1A 成员 3；GST 为谷胱甘肽巯基转移酶；NAT 为 N- 乙酰基转移酶；UGT 为尿苷 5'- 二磷酸葡萄糖醛酸转移酶；SULT 为磺基转移酶；CYP2C19 为细胞色素 P450 2C19 酶；CYP2E1 为细胞色素同工酶 CYP2E1；CYP2B6 为细胞色素 P450 2B6；MRP1 为多药耐药相关蛋白 1；P-gp 为 P- 糖蛋白；MRP2 为多药耐药相关蛋白 2；BCRP 为乳腺癌耐药蛋白；OATP 为有机阴离子转运蛋白；MCT1 为单羧酸转运蛋白 1；OAT1 为反向转运蛋白；URAT1 为尿酸盐转运蛋白；GLUT2 为葡萄糖转运蛋白 2；SVCT1 为肠道转运蛋白；OATPs 为有机阴离子转运多肽；OATP1B1 为有机阴离子转运多肽 1B1。

草药产品通常含有一种以上的活性成分，这些活性成分可以与其他药物共享相似的代谢和转运途径，引起代谢途径的竞争，从而导致潜在的药代动力学相互作用。草药与同服药物的相互作用还会影响吸收速率或程度。然而，这种相互作用的程度取决于草药的来源及其制剂。

据报道，贯叶连翘和银杏等草药含有类黄酮，其对他克莫司（一种免疫抑制剂）药代动力学影响的研究显示，贯叶连翘可降低口服他克莫司的曲线下面积（AUC）和 C_{max}，但最大浓度时间（t_{max}）和半衰期几乎不发生改变，表明他克莫司的吸收程度受到影响而吸收率不受影响。其机制可能是类黄酮对他克莫司作用的靶标 P- 糖蛋白（P-gp）和 CYP3A 具有诱导作用[11]。

有报道称，类黄酮与环孢素相互作用的类似药代动力可增强器官移植的排斥反应。另一项研究称，贯叶连翘能够诱导肠道 P-gp，使地高辛的口服生物利用度降低 18%。贯叶连翘还可以降低大鼠的胃动力，随着贯叶连翘剂量的增加其对胃排空的抑制作用也会增加，这种胃排空抑制会改变同服药物的吸收速率和程度[12-13]。

第二节　饮料中类黄酮与药物相互作用

曾有报道称摄入含有大量类黄酮的饮料（主要是葡萄柚等柑橘类水果）可以影响药物的生物利用度、清除率及药效。这些研究专注于药物与整个特定柑橘类水果产品（即葡萄柚汁和橙汁）的相互作用，而不是任何特定的纯化学成分或是含有高浓度类黄酮的绿茶饮料。服用这些果汁被证明可以增加或降低药物的生物利用度[14]。

与葡萄柚汁、苹果汁和橙汁合用时，非索非那定的 AUC 显著降低。体外研究表明，非索非那定是 P-gp 和有机阴离子转运多肽（OATP）的底物，柑橘和苹果汁可有效抑制 OATP-A 介导的非索非那定摄取。因此，在理论上这些果汁对 OATP-A 的抑制作用导致非索非那定的 AUC 降低。另有研究却显示，葡萄柚汁可增加非洛地平和硝苯地平的生物利用度。葡萄柚汁虽然不影响静脉注射环孢素的药代动力学，但增加了口服环孢素的 C_{max} 和 AUC，表明其作用发生在胃肠道，其主要机制可能源自葡萄柚汁对肠道 CYP3A4 和 P-gp 的抑制作用。然而，橙汁显示增加了 OATP 的表达，从而增加了大鼠和人类普伐他汀的 AUC。绿茶中富含儿茶素，也被发现通过 OATP1A2、OATP1B1 和 OATP2B1 抑制 3- 硫酸雌酮摄取，但可通过刺激 OATP1B3 促进 3- 硫酸雌酮摄取。与草药一样，摄入富含类黄酮的饮料会对同时服用药物的药代动力学产生影响，在服用药物时，摄入这些饮料需谨慎[15-16]。

第三节　食物中类黄酮与药物相互作用

蔬菜和水果作为日常饮食的一部分，含有不同量、不同形式的类黄酮。洋葱富含黄酮醇和花青素；辣椒、西红柿、豆类、蔓越莓和西兰花富含黄酮醇；豆类富含异黄酮；芹菜、百里香富含黄酮；大麦、黑莓、苹果和杏富含黄烷-3-醇；薄荷、柑橘类水果富含黄烷酮；蓝莓、覆盆子和樱桃富含花青素。据报道，大蒜类黄酮可抑制沙奎那韦药物排出，但会增加大鼠肝细胞中地瑞那韦的外排。在同一项研究中，大蒜提取物抑制了这两种化合物的CYP3A4代谢。然而，膳食类黄酮对药代动力学的影响并不总是可以预测的，因为单个类黄酮和其他非黄酮类成分的组成和浓度存在差异[17]。

大多数关于类黄酮（作为草药、饮料或饮食的一部分摄入）影响药物生物利用度、清除率或药物作用的研究，是针对富含此类化合物的食物或整个特定产品，而非特定的纯化学成分。例如，葡萄柚汁中的主要类黄酮是柚皮苷和柚皮芸香苷（均为黄烷酮糖苷和其结构异构体），其次是黄酮槲皮素。在人体研究中观察到，与葡萄柚汁共同给药组相比，纯化合物柚皮苷和槲皮素共同给药对钙通道阻滞剂的血浆浓度增加几乎没有影响。给予健康人群志愿者服用葡萄柚汁增加了硝苯地平的曲线下面积（AUC）和半衰期（$t_{1/2}$），并增加了尼索地平的生物利用度。目前，仍然需要进一步开展研究，以评估单个类黄酮成分与常规药物组合的潜在协同效应。此外，需要进行药物溶出度和有效性研究，以确认单个类黄酮在药物相互作用中的作用[18]。

第四节　类黄酮与药物相互作用机制

在体外、体内和临床层面，类黄酮与药物相互作用机制研究均有报道。体外和体内研究证明，类黄酮与药物的相互作用过程比较复杂，相同的类黄酮可能以不同的浓度依赖性方式调节互作反应，或者它可能刺激一种反应并抑制另一种反应。这种复杂性证明了使用体外研究预测临床药物相互作用的难度。生理上，类黄酮被肠细胞中的细胞色素氧化酶（CYP）代谢，体外研究的另一个限制是肝微粒体获得结果的外推。与肝脏中相应酶相比，小肠中 CYP 的活性和底物特异性尚不完全清楚。类黄酮对肝脏和肠道微粒体酶影响的比较目前仅有一项研究，该研究发现柚皮素和橙皮素对大鼠肠细胞和肝细胞中的 7- 乙氧基香豆素 - 脱乙基酶的作用性质相似。大多数涉及特定类黄酮而不是作为葡萄柚汁或橙汁的类黄酮成分与药物相互作用的研究，是在体外使用大鼠肝细胞模型和转运模型进行的。而体内动物研究也都仅限于大鼠研究，需要进一步研究来评估其他动物模型中的药物相互作用[19-20]。

在药物与柑橘类水果产品相互作用研究中，主要是评估单个药物而非药物类别的互作信息。类黄酮与药物相互作用的临床研究主要评估了它们在健康成年志愿者中的作用，没有关于它们对儿童或其他特殊人群影响的信息。同样，患病群体中也缺乏关于类黄酮与药物相互作用影响的数据。研究药物与类黄酮相互作用的方案尚未建立。因此，临床研究设置存在很大差异，例如水果来源不同意味着类黄酮含量差异以及给药方案（即单剂量和多剂量治疗）差异等。这些条件不仅使标准化变得困难，而且限制了不同研究之间的比较。

类黄酮和富含类黄酮的产品已被证明对几种药物的生物利用度有影响。然而，特定类黄酮的作用仅限于对中枢神经系统兴奋剂、抗凝剂、苯二氮䓬类药物和钙通道阻滞剂的研究。很少有研究旨在阐明类黄酮改变药物生物利用度的作用机制。在大多数情况下，富含类黄酮的产品提高了共同给药药物的口服生物利用度。这种作用可能是由于类黄酮对肠道 CYP450 亚型的抑制作用，特别是参与多种药物代谢的 3A4、2C9 和 2C8 亚型[21]。

一、转运体介导的类黄酮与药物相互作用

类黄酮（母体和代谢物）可以在实验动物和人的体循环和组织中检测到。由于全身代谢（主要基于酶）和组织代谢（由转运蛋白介导的摄取和排泄）之间的差异，转运蛋白与类黄酮的相互作用至关重要，因为它会影响类黄酮、共同给药药物、其他类黄酮、草药和外源性物质的 ADME。ABC 转运蛋白是能量依赖性外排泵，对各种化合物具有广泛的转运作用。在 ABC 转运蛋白家族中，几种在细胞顶膜中表达的关键转运蛋白包括，P- 糖蛋白（P-gp 或 ABCB1）、多药耐药蛋白 2（MRP2 或 ABCC2）和乳腺癌耐药蛋白（BCRP 或 ABCG2）。P-gp、MRP2 和 BCRP 位于肠、肝和肾等各种器官的极化顶膜上。它们通过外排转运，发挥限制异生物质进入生理屏障的重要作用，通过介导类黄酮肝胆和肠道排泄来限制其口服利用。除了上述顶端转运蛋白外，还有几种基底外侧

ABC 转运蛋白也参与类黄酮与药物的相互作用，例如 MRP1、MRP3、MRP4、MRP5 以及寄生虫和酵母相关多药转运蛋白。据报道，类黄酮的葡萄糖苷酸和硫酸盐结合物是 MRP1 的底物，它们能够影响某些药物摄入后的分布，但在肠道吸收和胆汁排泄过程中并不起主要作用[22-23]。

二、类黄酮作为腺苷结合盒转运蛋白的底物或抑制剂

类黄酮可以影响 ABC 转运蛋白的 ATP 酶活性。据报道，染料木黄酮和槲皮素可抑制 ATP 酶活性，而黄酮光甘草定可以刺激 ATP 酶活性。类黄酮（母体和 / 或代谢物）也可以通过作为 ABC 转运体的底物，与其他底物（药物或其他外源物质）形成竞争性抑制。ABC 转运蛋白具有多个结合位点，导致其底物或抑制剂之间存在发生各种相互作用的可能[24]。

研究显示，类黄酮是很多在药理学发挥重要作用的 ABC 转运蛋白的底物，例如 P-gp、MRP2 和 BCRP。据报道，来自银杏叶的槲皮素、山奈酚和异鼠李素是 Bcap37（乳腺癌细胞）/MDR1 细胞中 P-gp 的底物。同样，光甘草定是 Caco-2 和 MDCK Ⅱ -MDR1 细胞中 P-gp 的底物。另一个例子包括槲皮素、白杨素、表儿茶素、染料木黄酮以及相关葡糖苷酸和硫酸结合物，例如芹菜素结合物在肠细胞中由 MRP2 转运，然后再分泌到肠腔中。此外，发现白藜芦醇和表儿茶素的硫酸结合物在 Caco-2 细胞中被排泄到顶端侧（可能是由 MRP2 介导）。最近有报道称，MRP2 可调节大鼠肝脏中白藜芦醇葡糖苷酸的管腔外流，以限制类黄酮糖苷的肠道吸收，并且可能是造成黄芩素口服生物利用度低的原因之一。据报道，过表达 BCRP 在人乳腺癌细胞（MCF-7）对黄酮吡醇（类黄酮衍生的抗肿瘤剂）的耐药性中起关键作用，这表明黄酮吡醇是 BCRP 的底物。染料木黄酮是 LLC-PK1 和 MDCK Ⅱ细胞中 BCRP 的底物，而染料木黄酮、黄豆苷元和香豆雌酚可被小鼠 BCRP1 或人 BCRP 转运。据报道，BCRP1 限制 *BCRP1* 基因敲除小鼠中染料木黄酮、黄豆苷元、香豆雌酚的口服生物利用度和大脑、睾丸、附睾、胎儿的组织分布，但也限制了槲皮素通过血脑屏障[25-26]。

由于 ABC 转运蛋白在类黄酮口服生物利用度及其与药物和膳食成分的相互作用中的重要性，人们开发出多种检测方法来评估食物 - 药物或草药产品 - 药物的潜在相互作用。体外快速测定法有很多，典型的是测量分离膜上的 ATP 酶活性。给定化合物对 ATP 水解活性的调节反映了其与 ABC 蛋白质的相互作

用，也反映了相互作用的性质（激活或抑制）。另一种方法是将给定化合物从膜囊泡内部外排转运。研究细胞毒性或抗增殖药物外排应用最广泛的方法是，基于 MDCK Ⅱ（犬肾近端小管上皮细胞系）细胞的跨紧密细胞层的定向转运分析，或基于 Caco-2（人结肠腺癌）细胞的单层分析。此外，还可以采用表达有机阴离子转运蛋白（OAT）的人卵母细胞进行相关研究[27-28]。

　　体内研究使用最广泛的方法是某种转运蛋白敲除的小鼠或大鼠。需要注意啮齿动物和人类 ABC 转运蛋白之间存在物种差异，这可能使数据的外推和解释变得非常困难或不实际。不同实验模型中类黄酮与 ABC 转运蛋白的相互作用用见表 5-2[29-34]。

表 5-2　类黄酮与 ABC 外排转运蛋白的主要相互作用

黄酮	食物来源	转运蛋白	实验系统	相互作用
鹰嘴豆芽素 A	红车轴草	P-gp	MCF7 细胞 MDA435LCC6 细胞	抑制
		BCRP	MCF7/MX 细胞	抑制
白杨素	蜂蜜 蜂胶 果皮	P-gp	Caco-2 细胞	诱导
		MRP2	Caco-2 细胞	底物
		BCRP	MCF7/MX 细胞	抑制
			Caco-2 细胞	诱导
表儿茶素	茶 红葡萄 红酒	P-gp	NIH-3T3-G185 细胞	激活
		MRP2	Caco-2 细胞	底物
染料木黄酮	豆粉 大豆 豆奶	P-gp	MCF7 细胞 BC193 细胞 BALBc3T3 细胞 KBV1 细胞 大鼠	抑制
			Caco-2 细胞	诱导
		MRP2	Caco-2 细胞	底物
			TR 大鼠	抑制
		BCRP	MDCK Ⅱ /BCRP 细胞 LLCPK/BCRP 细胞 Bcrp1 小鼠	底物
			绵羊 K562/BCRP 细胞 HEK-293/BCRP 细胞	抑制

黄酮	食物来源	转运蛋白	实验系统	相互作用
山柰酚	苹果 樱桃 浆果 茶 花椰菜	P-gp	Bcap37/MDR1 细胞	底物
			MBEC4 细胞	抑制 / 刺激
		BCRP	Caco-2 细胞 MDCK Ⅱ /MDR1 细胞	抑制
			K562/BCRP 细胞	抑制
桑色素	洋葱 苹果	P-gp	MCF7 细胞 MDA435LCC6 细胞	抑制
柚皮素	柑橘类水果	P-gp	Caco-2 细胞 大鼠	抑制
			Caco-2 细胞	诱导
		BCRP	HEK-293/BCRP 细胞 HCC 细胞	抑制
槲皮素	洋葱 生菜 苹果 樱桃 浆果 红酒 花椰菜 茶	P-gp	Bcap37/MDR1 细胞	底物
			CH（R）B30 细胞 MBEC4 细胞 HCT-15 细胞	抑制 / 刺激
			ddY 小鼠 猪 大鼠	抑制
			Caco-2 细胞 MDCK Ⅱ /MDR1 细胞 大鼠	诱导
		MRP2	Caco-2 细胞	底物
			Caco-2 细胞	诱导
		BCRP	Caco-2 细胞	底物
			TR 大鼠	抑制
			HEK293/BCRP 细胞 MCF7/MX 细胞 K562/BCRP 细胞 Caco-2 细胞	诱导

三、类黄酮与 P- 糖蛋白

P- 糖蛋白（P-gp）是一种位于胃肠道上皮细胞的活性转运蛋白，它参与一些药物的排出，影响其口服吸收。研究表明，类黄酮能够和 P-gp 相互作用。例如，研究显示，山柰酚可以与 P-gp 的 ATP 结合位点和类固醇结合位点相互作用，而表儿茶素可以通过异向变构机制激活 P-gp。在槲皮素和山柰酚存在情况下，表现出抑制长春新碱排出的双重效应。然而，有多个研究结果存在争议，可能源于 P-gp 有两个正向协作药物结合位点，其中一个结合位点可以刺激另一个位点并影响运输活动[35]。

多数而言，类黄酮对 P-gp 介导的药物转运具有抑制作用。例如，多种类黄酮会影响柔红霉素在 K562 细胞（过表达 P-gp 的细胞系）中的胞内积累。槲皮素抑制 P-gp 介导的利托那韦流出，原因是它可以促进 Caco-2 和 MDck Ⅱ - MDR1 细胞摄取利托那韦，同时减少此药的顶端转运。据报道，地奥司明会增加罗丹明 123 在 Caco-2 细胞中的积累，同时它会促进顶端到基底的转运，但会以时间和浓度依赖的方式抑制地高辛的基底到顶端转运。类似地，光甘草定是 P-gp 介导 Caco-2 细胞摄取地高辛的有效抑制剂。橘皮素、川陈皮素和七甲氧基黄酮也可以通过抑制 P-gp 使长春新碱进入 K562 细胞（人骨髓性白血病细胞）和促进 Caco-2 细胞对长春碱的摄取。也有报道称，8- 异戊烯基柚皮素是一种有效的 P-gp 和 MRP1 抑制剂，但不能使人结肠腺癌耐药细胞变得敏感。在另一项研究中，评估了在过表达 P-gp 的长春碱耐药 T 细胞白血病（CEM/VBL$_{100}$）细胞中，多种类黄酮对长春碱、柔红霉素和秋水仙碱（P-gp 底物）细胞内积累的影响。据报道，白杨素、4',7- 二甲氧基黄酮、膺靛素、生物链素 A 和 4',7- 二甲氧基异黄酮能够显著减少柔红霉素的积累，这与上述化合物同 P-gp 的相互作用有关，因为维拉帕米逆转了长春碱、柔红霉素和秋水仙碱的细胞蓄积和细胞毒性不足[36-37]。

通过计算机模型可以预测类黄酮与 P-gp 结合的信息。这些计算机方法通过定量构效关系（QSAR）模型来评估类黄酮作为 P-gp 抑制剂的效应，该模型基于贝叶斯正则化神经网络（BRNN），据报道 BRNN 比反向传播神经网络（BPNN）和偏最小二乘法（PLS）更具预测性。虽然 BRNN 模型与 BPNN 模型具有可比性，但 PLS 模型未能预测出针对 P-gp 的类黄酮抑制剂信息。此外，最近开发的 3D-QSAR（三维定量构效关系）模型预测类黄酮影响 P-gp 活性所必需的疏水性和空间参数，表明类黄酮 A 环第 6 位和第 8 位空间位阻和疏水取代，对其影响 P-gp 活性十分必要[38]。

四、P- 糖蛋白和细胞色素 P450 相互作用与类黄酮

CYP450 系与其他 ABC 转运蛋白之间也存在相互作用，其中与 P-gp 的相互作用已得到很多的研究。如上所述，类黄酮是 P-gp 的有效抑制剂，引起联

合用药的生物利用度增加。然而，这种药代动力学相互作用是 P-gp 与代谢酶（如 CYP450）之间密切相互作用的结果。一般来说，10μmol/L 或更高浓度的类黄酮对于显著影响口服或静脉给药药物的药代动力学是必要的，该浓度可在日常饮食平均水平或膳食补充摄入后在肠道中实现。据报道，多种类黄酮不仅抑制 P-gp，而且对药物代谢酶（如 CYP450、酯酶、葡萄糖醛酸酶和氧化酶等）具有影响。典型的例子是葡萄柚汁对同服药物的口服生物利用度的影响，这种影响很大程度上是源于 P-gp 和 CYP3A4 的相互作用。这种相互作用似乎是针对潜在有害化合物的协调解毒和防御机制，因为 CYP3A4 主要存在于小肠的近端区域，而 P-gp 主要位于远端区域。由于很难区分 CYP3A4 或 P-gp 在体内的贡献作用，通常使用一个或两个系统的底物来确定哪个系统对观察到的药代动力学效应有更大的贡献（表 5-3）[39-45]。

表 5-3　类黄酮化合物与 P- 糖蛋白和（或）CYP450 底物的体内相互作用

底物 （剂量、给药途径）	抑制剂 （剂量、给药途径）	实验动物	生物利用度 提高倍数
他林洛尔 （10mg/kg，口服）	柚皮素、柚皮苷 （0.7mg/kg，9.4mg/kg，口服）	小鼠	1.8 倍 （AUC 增加）
紫杉醇 （40mg/kg，口服）	柚皮苷 （1 ～ 20mg/kg，口服）	小鼠	1.3 ～ 1.5 倍
紫杉醇 （40mg/kg，口服）	槲皮素 （2 ～ 20mg/kg，口服）	小鼠	1.8 ～ 3.3 倍
紫杉醇 （30mg/kg，口服）	桑色素 （3.3 ～ 10mg/kg，口服）	小鼠	1.3 ～ 1.7 倍
紫杉醇 （10mg/kg，口服）	鹰嘴豆芽素 A （100mg/kg，口服）	小鼠	3.8 倍
紫杉醇 （30mg/kg，口服）	染料木黄酮 （10mg/kg，口服）	小鼠	1.5 倍
紫杉醇 （3mg/kg，静脉注射）	染料木黄酮 （10mg/kg，口服）	小鼠	1.4 倍
莫昔克丁 （0.2mg/kg，皮下注射）	槲皮素 （10mg/kg，皮下注射）	小鼠	1.8 倍 （AUC 增加）
维拉帕米 （10mg/kg，口服）	槲皮素 （15mg/kg，口服）	兔子	2 倍 （AUC 增加）
地高辛 （0.02mg/kg，口服）	槲皮素 （40mg/kg，口服）	猪	1.7 倍 （AUC 增加）

续表

底物 （剂量、给药途径）	抑制剂 （剂量、给药途径）	实验动物	生物利用度 提高倍数
地尔硫卓 （15mg/kg，口服）	桑色素 （1.5～7.5mg/kg，口服）	小鼠	1.4～1.8倍
地尔硫卓 （15mg/kg，口服）	柚皮苷 （5～15mg/kg，口服）	小鼠	2.2倍
依托泊苷 （6mg/kg，口服）	桑色素 （15mg/kg，口服）	小鼠	1.4倍

柚皮苷（葡萄柚中的主要类黄酮）及其苷元柚皮素可减少长春碱（一种 P-gp 底物）的顶端流出，并对 P-gp 介导的他林洛尔（一种 P-gp 底物和非 CYP 底物）转运具有抑制作用。在体外观察到柚皮素的作用比柚皮苷高 10 倍左右，体内作用也是如此。另外，这两种类黄酮对 CYP3A4 介导的沙奎那韦代谢具有抑制作用，也可以通过抑制 Caco-2 细胞中 P-gp 介导的顶端外排促进沙奎那韦由顶端到基底外侧的转运，这表明这些类黄酮是双重系统抑制剂。在柚皮苷存在的情况下，其对 P-gp 和代谢酶具有双重抑制作用，使紫杉醇和地尔硫䓬的口服效果增加[47]。

研究表明，鹰嘴豆芽素 A 通过抑制 P-gp 显著促进地高辛从顶端到基底外侧的转运，同时显著降低基底外侧到顶端的转运。鹰嘴豆芽素 A 在小肠中被 CYP450 转化为染料木黄酮，从而间接抑制 CYP3A。同时鹰嘴豆芽素 A 与 P-gp 相互作用，提高大鼠紫杉醇的生物利用度。因此，有人提出可以将鹰嘴豆芽素 A 和其他类黄酮用作配方添加剂，来促进 CYP3A 和 P-gp 底物药物（例如紫杉醇）的口服吸收并提高生物利用度。但是，由于 CYP3A 和 P-gp 底物药物全身分布，需要进一步密切监测和安全性评估联合应用类黄酮可能引起的其他不良反应。在地高辛（一种 P-gp 底物）和其他心脏药物（如维拉帕米和奎尼丁）与类黄酮相互作用后，可导致地高辛中毒。因此，对于治疗窗窄的药物或已知毒性的药物，关注类黄酮联合用药的潜在危害非常重要。

染料木黄酮是另一种可双重调节 CYP 和 P-gp 的类黄酮，它以剂量依赖方式抑制 KB-V1 细胞（高表达 P-gp 的细胞系）中紫杉醇和长春碱的流出，增加紫杉醇在大鼠全身的浓度。据报道，槲皮素在外翻大鼠肠囊模型中显著抑制肠道 P-gp 的活性，影响 P-gp 的表达和功能并降低 ABCB1 的表达。槲皮素通过降低胆汁和肠道分泌，增加莫西克丁在羊羔体内的全身暴露量，也可以增加家兔维拉帕米和大鼠紫杉醇的口服生物利用度，还可以通过抑制肠道 P-gp 增加洋地黄在猪体内的暴露量和生物利用度。桑色素是一种高效 P-gp 抑制剂，可介导道诺霉素流出，并调节包括 CYPs 在内的各种代谢酶的活性。由于这些作用，桑色素可增强紫杉醇的口服暴露量，还可以增加地尔硫䓬和依托泊苷的口服生物利用度[48]。

五、类黄酮与多药耐药相关蛋白 2

类黄酮与转运蛋白 MRP2 的相互作用会影响 MRP2 底物的胆道或肾脏排泄、药物结合、ATP 结合、ATP 水解、ADP 释放和药物转运。研究显示，类黄酮可以与 MRP2 的一个或两个结合位点相互作用，使底物之间以及底物与非底物之间发生正向协同作用。据报道，使用表达 MRP2 的 Wistar 大鼠（Tr+）和表达 P-gp 但不表达 MRP2 的大鼠（Tr−），通过分离灌注肝脏模型，研究发现染料木黄酮可有效抑制 MRP2 阴离子底物的分泌。杨梅素和洋槐黄素可抑制 MRP2 介导的 MDCK II 细胞钙黄绿素外流，白杨素、槲皮素及其 II 期代谢物、染料木黄酮、鹰嘴豆芽素 A 和白藜芦醇可增加 Caco-2 细胞中赭曲霉毒素 A 从顶端到基底外侧的转运及细胞积累，表明它们是 MRP2 的有效抑制剂。白藜芦醇可抑制染料木黄酮诱导的类视黄醇 X 受体 α（RXRα）与 MRP2 基因序列的结合，进而抑制染料木黄酮诱导的 MRP2 表达[49]。

六、类黄酮与乳腺癌耐药蛋白

据报道，白杨素、鹰嘴豆芽素 A 和 7,8- 苯并黄酮能够抑制过表达 BCRP 的 MCF-7 乳腺癌细胞外排米托蒽醌药物。染料木黄酮和柚皮素能够削弱 BCRP 的功能，染料木黄酮和黄豆苷元能够逆转 BCRP 介导的恩诺沙星转运。水飞蓟素、橙皮素、槲皮素、白藜芦醇和黄豆苷元可增加过表达 BCRP 细胞中米托蒽醌和 BODIPY™-FL- 哌唑嗪的积累。当组合应用类黄酮时，对 BCRP 的抑制作用可产生累加效应，而其糖苷形式可以降低或消除类黄酮对 BCRP 的抑制活性。类黄酮抑制 BCRP 的机制可能涉及与 BCRP 核苷酸结合位点或与底物结合位点的相互作用。类黄酮和 BCRP 底物之间的相互作用见表 5-4。白杨素和 7,8- 苯并黄酮（5～50mg/kg，口服）是小鼠或大鼠 BCRP 介导的拓扑替康转运的弱抑制剂。然而，较高剂量（200mg/kg，口服）的白杨素显著增加了大鼠拓扑替康的生物利用度并降低了呋喃妥因的表观口服清除率。同样，白杨素可增加拓扑替康的细胞浓度，还可通过抑制半胱天冬酶活性来抑制拓扑替康诱导的细胞凋亡。口服 50mg/kg 7,8- 苯并黄酮也会增加大鼠呋喃妥因的生物利用度，但不会增加拓扑替康的生物利用度。当染料木黄酮（100mg/kg）和黄豆苷元（100mg/kg）混合物与呋喃妥因（20mg/kg）共同给予 Bcrp1–/– 小鼠和野生型小鼠时，观察到两种异黄酮在给药 30min 后，能够抑制呋喃妥因的跨上皮细胞转运。与 Bcrp1–/– 小鼠相比，野生型小鼠呋喃妥因浓度高出 1.7 倍。但两种异黄酮的乳汁分泌均受到抑制（野生型中乳汁/血浆比率较低）且其在 Bcrp1–/– 小鼠的胆汁浓度降低[50-51]。

由于硫酸雌激素是 BCRP 底物，类黄酮葡糖苷酸和硫酸结合物通常被认为是 BCRP 的可能调节剂。当采用橙皮素（10μmol/L）作用 Caco-2 时，橙皮素会迅速代谢为橙皮素 -7-*O*- 葡糖苷酸和橙皮素 -7-*O*- 硫酸盐。在这项研究中，橙皮素可以渗透到基底外侧，该过程不受任何转运蛋白抑制剂的影响（环孢素 A 作用于 P-gp、MRP1 和 BCRP；GF120918 作用于 BCRP 和 P-gp；Ko143 作用于 BCRP；Mk571 作用于 MRP1/MRP2；PSc-833 作用于 P-gp 和 MRPs）。然而，观察到橙皮素 -7-*O*- 葡糖苷酸和橙皮素 -7-*O*- 硫酸盐受 GF120918（P-gp/BcrP 双抑制剂）的影响，两种代谢物的顶端流出量呈浓度依赖性减少，而橙皮素 -7-*O*- 葡糖苷酸在基底外侧的流出浓度增加。然而，当使用其他不同浓度的 P-gp 抑制剂时，它们并没有改变橙皮素代谢物的流出，表明 BCRP 是参与其顶端流出的主要 ABC 转运蛋白，通过使用 Ko43（高度特异性 BCRP 抑制剂），可以导致橙皮素两种代谢物的顶端外排减少和基底外侧外排增加。同一研究小组最近报告说，槲皮素与橙皮素的共同给药减少了Ⅱ期代谢物的形成，因为槲皮素似乎主导了对运输的影响而不是对代谢的影响，从而导致 Caco-2 细胞中橙皮素苷元的生物利用度增加。此外，在 SN-38 处理的（Arg482）ABCG2 转染 HEK293（人胚胎肾 293）细胞中，槲皮素是 BCRP 的强抑制剂。在另一项研究中，使用细胞生长抑制试验在 BCRP 转导的人白血病 K562 细胞中筛选出 32 种具有 BCRP 抑制活性的类黄酮，在 MDR1 转导的人白血病 K562 细胞和 MRP1 转染的人表皮样癌 KB-3-1 细胞中筛选了 11 种具有 MRP1 抑制活性的类黄酮。在所有这些类黄酮中，3,4',7- 三甲氧基黄酮对 SN-38 和米托蒽醌表现出最强的抗 BCRP 活性，3,4',7- 三甲氧基黄酮和金合欢素具有 P-gp 抑制活性，而类黄酮均不抑制 MRP1[52-55]。

表 5-4　类黄酮与 BCRP 底物的体内相互作用

BCRP 底物	抑制剂	实验动物	效果
拓扑替康 （2mg/kg，口服）	白杨素、7,8- 苯并黄酮 （5 ～ 50mg/kg，口服）	Mdr1a/1b(–/–) 小鼠	无
呋喃妥因 （10mg/kg，口服）	白杨素 （50mg/kg，口服）	大鼠	无

BCRP 底物	抑制剂	实验动物	效果
呋喃妥因 （10mg/kg，口服）	白杨素 （200mg/kg，口服）	大鼠	1.7 倍 AUC、C_{max}
呋喃妥因 （2mg/kg，静脉注射）	白杨素 （50mg/kg，静脉注射）	大鼠	1.7 倍 CL 1.9 倍 F 1.3 倍 AUC
呋喃妥因 （1.5mg/kg，静脉注射）	白杨素 （50mg/kg，静脉注射）	大鼠	1.7 倍肝胆排泄量
呋喃妥因 （10mg/kg，口服）	7,8- 苯并黄酮 （50mg/kg，口服）	大鼠	1.3 倍 AUC 1.3 倍 CL

七、类黄酮对腺苷结合盒转运蛋白表达的调控作用

长期接触槲皮素会导致 Caco-2 细胞中 MDR1 mRNA 表达增加。有报道称 13 种类黄酮（浓度为 10μmol/L）作用于 Caco-2 细胞会改变 P-gp mRNA 表达水平，其机制与激活孕烷 X 受体、激活 *MDR1* 基因转录有关。有一项针对 MRP2 表达的研究出现了有争议的结果，槲皮素增加了 Caco-2 细胞中 MRP2 的蛋白质表达，但阻断了肝细胞中 MRP2 mRNA 表达上调，这可能是槲皮素导致谷胱甘肽增加的结果。据报道，槲皮素可增强 Caco-2 细胞中 [α] 苯并芘 -3- 硫酸盐的顶端转运，这与 BCRP mRNA 的增加有关。此外，白藜芦醇可诱导 MCF-7 细胞中 BCRP 表达[56]。

八、类黄酮与有机阴离子转运蛋白

有机阴离子转运蛋白（OATS）通常存在于肾近端小管中，它们介导各种异生物质和药物（如抗病毒药、抗生素、利尿剂和抗肿瘤药）的肾小管重吸收。人有机阴离子转运蛋白 1（hOAT1）和人有机阴离子转运蛋白 3（hOAT3）在近端上皮细胞的基底外侧膜中表达，丙磺舒是 hOAT3 的抑制剂，可以使头孢菌素的全身浓度增加，也可以诱导 hOAT1 介导的西多福韦摄取。通常采用表达 hOAT 的卵母细胞评估类黄酮对 OATs 的作用。例如，鞣花酸是 hOAT1 的有效抑制剂。咖啡酸可抑制 hOAT1 和 hOAT3，从而以竞争方式分别抑制氨基马尿酸盐和硫酸雌酮（典型的 hOAT 底物）的转运。因此，咖啡酸可能会影响 OATs 底物的肾脏排泄。但使用绿原酸或奎尼酸没有观察到相应效果[57]。

九、类黄酮与细胞色素 P450

如前所述，葡萄柚汁可以通过与 CYP3A4 的相互作用，增加各种药物的暴露程度，包括环孢素、非洛地平、特非那定、咪达唑仑和地尔硫䓬等。柚皮苷、柚皮素、槲皮素和山奈酚等类黄酮均可以在肠道水平抑制 CYP3A4，提高其他作为 CYP3A4 底物药物的口服生物利用度。

含有类黄酮的绿茶提取物可降低大鼠氯氮平的口服吸收速率和程度，AUC 降低 43%，C_{max} 降低 50%，这一效应可能归因于肝脏中 CYP1A2 的表达增加[58]。

大多数涉及特定类黄酮而不是作为葡萄柚汁或橙汁成分的类黄酮与药物相互作用的研究，都是使用大鼠肝细胞模型和转运模型在体外进行的。因此，此类研究通常适用于所使用的特定药物。例如，在一项研究中，薯蓣素和橙皮素通过间接抑制 CYP2C8 活性，降低紫杉醇代谢物的体内浓度[59]。

一项对山奈酚香豆酰基葡萄吡喃糖苷影响七种 CYP 同工酶（包括 CYP3A4、CYP1A2、CYP2A6、CYP2D6、CYP2C9、CYP2C8 和 CYP2E1）活性的研究显示，其对 CYP3A4、CYP2C9 和 CYP2C8 具有强烈的竞争抑制活性[60]。

这些研究使用了许多药物代谢途径共有的 CYP450 同工酶。然而，它们是在体外、大鼠和人类肝细胞中进行的，没有考虑肠道 CYP450 代谢的影响，因此相关发现仅限于肝脏相互作用的应用。

参考文献

［1］ Scalbert A, Johnson I T, Saltmarsh M. Polyphenols: antioxidants and beyond. Am J Clin Nutr. 2005, 81(1 Suppl):215S-217S.

［2］ Alvarez AI, Real R, Pérez M, et al. Modulation of the activity of ABC transporters (P-glycoprotein, MRP2, BCRP) by flavonoids and drug response. J Pharm Sci. 2010, 99(2):598-617.

［3］ Di Virgilio AL, Iwami K, Wätjen W, et al. Genotoxicity of the isoflavones genistein, daidzein and equol in V79 cells. Toxicol Lett. 2004, 151(1):151-162.

［4］ Quintieri L, Palatini P, Moro S, et al. Inhibition of cytochrome P450 2C8-mediated drug metabolism by the flavonoid diosmetin. Drug Metab Pharmacokinet. 2011, 26(6):559-568.

［5］ Sun DX, Lu JC, Fang ZZ, et al. Reversible inhibition of three important human liver cytochrome p450 enzymes by tiliroside. Phytother Res. 2010, 24(11): 1670-1675.

［6］ Whitley AC, Sweet DH, Walle T. The dietary polyphenol ellagic acid is a potent inhibitor of hOAT1. Drug Metab Dispos. 2005, 33(8):1097-1100.

［7］ Hong SS, Seo K, Lim SC, et al. Interaction characteristics of flavonoids with human organic anion transporter 1 (hOAT1) and 3 (hOAT3). Pharmacol Res. 2007, 56(6):468-473.

［8］ Jang EH, Choi JY, Park CS, et al. Effects of green tea extract administration on the pharmacokinetics of clozapine in rats. J Pharm Pharmacol. 2005, 57(3):311-316.

［9］ Shitara Y, Sato H, Sugiyama Y. Evaluation of drug-drug interaction in the hepatobiliary and renal transport of drugs. Annu Rev Pharmacol Toxicol. 2005, 45:689-723.

［10］ Ueo H, Motohashi H, Katsura T, et al. Human organic anion transporter hOAT3 is a potent transporter of cephalosporin antibiotics, in comparison with hOAT1. Biochem Pharmacol. 2005, 70(7):1104-1113.

［11］ Robertson SM, Davey RT, Voell J, et al. Effect of Ginkgo biloba extract on lopinavir, midazolam and fexofenadine pharmacokinetics in healthy subjects. Curr Med Res Opin. 2008, 24(2):591-599.

［12］ Fan L, Mao XQ, Tao GY, et al. Effect of Schisandra chinensis extract and Ginkgo biloba extract on the pharmacokinetics of talinolol in healthy volunteers. Xenobiotica. 2009, 39(3):249-254.

［13］ Seden K, Dickinson L, Khoo S, et al. Grapefruit-drug interactions. Drugs. 2010, 70(18):2373-2407.

［14］ Roth M, Timmermann BN, Hagenbuch B. Interactions of green tea catechins with organic anion-transporting polypeptides. Drug Metab Dispos. 2011, 39(5):920-926.

［15］ Koitabashi Y, Kumai T, Matsumoto N, et al. Orange juice increased the bioavailability of pravastatin, 3-hydroxy-3-methylglutaryl CoA reductase inhibitor, in rats and healthy human subjects. Life Sci. 2006, 78(24):2852-2859.

［16］ Roth M, Timmermann BN, Hagenbuch B. Interactions of green tea catechins with organic anion-transporting polypeptides. Drug Metab Dispos. 2011, 39(5):920-926.

［17］ Hemaiswarya S, Kruthiventi AK, Doble M. Synergism between natural products and antibiotics against infectious diseases. Phytomedicine. 2008, 15(8):639-652.

［18］ Liu RH. Potential synergy of phytochemicals in cancer prevention: mechanism of action. J Nutr. 2004, 134(12 Suppl):3479S-3485S.

［19］ Polgar O, Robey RW, Bates SE. ABCG2: structure, function and role in drug response. Expert Opin Drug Metab Toxicol. 2008, 4(1):1-15.

［20］ Szakács G, Váradi A, Ozvegy-Laczka C, et al. The role of ABC transporters in drug absorption, distribution, metabolism, excretion and toxicity (ADME-Tox). Drug Discov Today. 2008, 13(9-10):379-393.

［21］ van Zanden J J, van der Woude H, Vaessen J, et al. The effect of quercetin phase II metabolism on its MRP1 and MRP2 inhibiting potential. Biochem Pharmacol. 2007, 74(2):345-351.

［22］ van de Wetering K, Burkon A, Feddema W, et al. Intestinal breast cancer resistance protein (BCRP)/Bcrp1 and multidrug resistance protein 3 (MRP3)/Mrp3 are involved in the pharmacokinetics of resveratrol. Mol Pharmacol. 2009, 75(4):876-885.

［23］ Robey RW, To KK, Polgar O, et al. ABCG2: a perspective. Adv Drug Deliv Rev. 2009, 61(1):3-13.

［24］ Zhang L, Reynolds KS, Zhao P, et al. Drug interactions evaluation: an integrated part of risk assessment of therapeutics. Toxicol Appl Pharmacol. 2010, 43(2):134-145.

［25］ Morris ME, Zhang S. Flavonoid-drug interactions: effects of flavonoids on ABC transporters. Life Sci. 2006, 78(18):2116-2130.

［26］ Tamura A, Onishi Y, An R, et al. In vitro evaluation of photosensitivity risk related to genetic polymorphisms of human ABC transporter ABCG2 and inhibition by drugs. Drug Metab Pharmacokinet. 2007, 22(6):428-440.

[27] Wang Y, Cao J, Zeng S. Involvement of P-glycoprotein in regulating cellular levels of Ginkgo flavonols: quercetin, kaempferol, and isorhamnetin. J Pharm Pharmacol. 2005, 57(6):751-758.

[28] Cermak R, Wolffram S. The potential of flavonoids to influence drug metabolism and pharmacokinetics by local gastrointestinal mechanisms. Curr Drug Metab. 2006, 7(7):729-744.

[29] Hu M, Chen J, Lin H. Metabolism of flavonoids via enteric recycling: mechanistic studies of disposition of apigenin in the Caco-2 cell culture model. J Pharmacol Exp Ther. 2003, 307(1):314-321.

[30] Maier-Salamon A, Hagenauer B, Reznicek G, et al. Metabolism and disposition of resveratrol in the isolated perfused rat liver: role of Mrp2 in the biliary excretion of glucuronides. J Pharm Sci. 2008, 97(4):1615-1628.

[31] Cao F, Zhang H, Guo J, et al. Mrp2-related efflux of scutellarin in the intestinal absorption in rats. Pharmazie. 2008, 63(1):75-80.

[32] Enokizono J, Kusuhara H, Sugiyama Y. Effect of breast cancer resistance protein (Bcrp/Abcg2) on the disposition of phytoestrogens. Mol Pharmacol. 2007, 72(4):967-975.

[33] Hegedus C, Szakács G, Homolya L, et al. Ins and outs of the ABCG2 multidrug transporter: an update on in vitro functional assays. Adv Drug Deliv Rev. 2009, 61(1):47-56.

[34] Siissalo S, Laitinen L, Koljonen M, et al. Effect of cell differentiation and passage number on the expression of efflux proteins in wild type and vinblastine-induced Caco-2 cell lines. Eur J Pharm Biopharm. 2007, 67(2):548-554.

[35] Zhou S, Lim LY, Chowbay B. Herbal modulation of P-glycoprotein. Drug Metab Rev. 2004, 36(1):57-104.

[36] Wang EJ, Barecki-Roach M, Johnson WW. Elevation of P-glycoprotein function by a catechin in green tea. Biochem Biophys Res Commun. 2002, 297(2):412-418.

[37] Patel J, Buddha B, Dey S, et al. In vitro interaction of the HIV protease inhibitor ritonavir with herbal constituents: changes in P-gp and CYP3A4 activity. Am J Ther. 2004, 11(4):262-277.

[38] Yoo HH, Lee M, Chung HJ, et al. Effects of diosmin, a flavonoid glycoside in citrus fruits, on P-glycoprotein-mediated drug efflux in human intestinal Caco-2 cells. J Agric Food Chem. 2007, 55(18):7620-7625.

[39] Wesołowska O, Wiśniewski J, Sroda K, et al. 8-Prenylnaringenin is an inhibitor of multidrug resistance-associated transporters, P-glycoprotein and MRP1. Eur J Pharmacol. 2010, 644(1-3): 32-40.

[40] Tran VH, Marks D, Duke RK, et al. Modulation of P-glycoprotein-mediated anticancer drug accumulation, cytotoxicity, and ATPase activity by flavonoid interactions. Nutr Cancer. 2011, 63(3):435-443.

[41] Wang YH, Li Y, Yang SL, et al. An in silico approach for screening flavonoids as P-glycoprotein inhibitors based on a Bayesian-regularized neural network. J Comput Aided Mol Des. 2005, 19(3):137-147.

[42] Kothandan G, Gadhe CG, Madhavan T, et al. Docking and 3D-QSAR (quantitative structure activity relationship) studies of flavones, the potent inhibitors of p-glycoprotein targeting the nucleotide binding domain. Eur J Med Chem. 2011, 46(9):4078-4088.

[43] Christians U, Schmitz V, Haschke M. Functional interactions between P-glycoprotein and

CYP3A in drug metabolism. Expert Opin Drug Metab Toxicol. 2005, 1(4):641-654.

［44］ Sergent T, Ribonnet L, Kolosova A, et al. Molecular and cellular effects of food contaminants and secondary plant components and their plausible interactions at the intestinal level. Food Chem Toxicol. 2008, 46(3):813-841.

［45］ Li P, Callery PS, Gan LS, et al. Esterase inhibition by grapefruit juice flavonoids leading to a new drug interaction. Drug Metab Dispos. 2007, 35(7):1203-1208.

［46］ Cummins CL, Jacobsen W, Christians U, et al. CYP3A4-transfected Caco-2 cells as a tool for understanding biochemical absorption barriers: studies with sirolimus and midazolam. J Pharmacol Exp Ther. 2004, 308(1):143-155.

［47］ Mouly S, Paine MF. P-glycoprotein increases from proximal to distal regions of human small intestine. Pharm Res. 2003, 20(10):1595-1599.

［48］ de Castro WV, Mertens-Talcott S, Derendorf H, et al. Grapefruit juice-drug interactions: Grapefruit juice and its components inhibit P-glycoprotein (ABCB1) mediated transport of talinolol in Caco-2 cells. J Pharm Sci. 2007, 96(10):2808-2817.

［49］ de Castro WV, Mertens-Talcott S, Derendorf H, et al. Effect of grapefruit juice, naringin, naringenin, and bergamottin on the intestinal carrier-mediated transport of talinolol in rats. J Agric Food Chem. 2008, 56(12):4840-4845.

［50］ Zhang S, Morris ME. Effects of the flavonoids biochanin A, morin, phloretin, and silymarin on P-glycoprotein-mediated transport. J Pharmacol Exp Ther. 2003, 304(3):1258-1267.

［51］ Hodek P, Trefil P, Stiborová M. Flavonoids-potent and versatile biologically active compounds interacting with cytochromes P450. Chem Biol Interact. 2002, 139(1):1-21.

［52］ Choi BC, Choi JS, Han HK. Altered pharmacokinetics of paclitaxel by the concomitant use of morin in rats. Int J Pharm. 2006, 323(1-2):81-85.

［53］ Li X, Yun JK, Choi JS. Effects of morin on the pharmacokinetics of etoposide in rats. Biopharm Drug Dispos. 2007, 28(3):151-156.

［54］ Williamson G, Aeberli I, Miguet L, et al. Interaction of positional isomers of quercetin glucuronides with the transporter ABCC2 (cMOAT, MRP2). Drug Metab Dispos. 2007, 35(8):1262-1268.

［55］ Zelcer N, Huisman MT, Reid G, et al. Evidence for two interacting ligand binding sites in human multidrug resistance protein 2 (ATP binding cassette C2). J Biol Chem. 2003, 278(26):23538-23544.

［56］ Sergent T, Garsou S, Schaut A, et al. Differential modulation of ochratoxin A absorption across Caco-2 cells by dietary polyphenols, used at realistic intestinal concentrations. Toxicol Lett. 2005, 159(1):60-70.

［57］ Schrickx J, Lektarau Y, Fink-Gremmels J. Ochratoxin A secretion by ATP-dependent membrane transporters in Caco-2 cells. Arch Toxicol. 2006, 80(5):243-249.

［58］ Kim JH, Chen C, Tony Kong AN. Resveratrol inhibits genistein-induced multi-drug resistance protein 2 (MRP2) expression in HepG2 cells. Arch Biochem Biophys. 2011, 512(2):160-166.

［59］ Lohner K, Schnäbele K, Daniel H, et al. Flavonoids alter P-gp expression in intestinal epithelial cells in vitro and in vivo. Mol Nutr Food Res. 2007, 51(3):293-300.

［60］ El-Sheikh AA, Masereeuw R, Russel FG. Mechanisms of renal anionic drug transport. Eur J Pharmacol. 2008, 585(2-3):245-255.

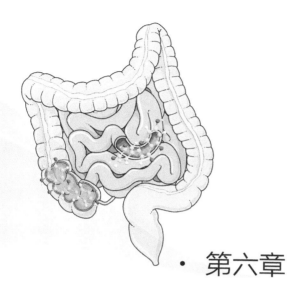

· 第六章 ·

类黄酮与肠道屏障功能

肠道上皮细胞最重要的一种功能是提供物理屏障，防止病原体、毒素和抗原从腔内环境扩散到循环系统。肠道黏膜屏障主要由物理屏障、免疫屏障、化学屏障和生物屏障四部分组成[1]，它们分别有相应的结构基础，是防止肠道内有害物质和病原体进入机体内环境并维持内环境稳态的一道重要屏障。

（1）物理屏障：由肠道黏膜上皮细胞、细胞间紧密连接等构成，肠上皮由吸收细胞、杯状细胞及潘氏细胞等组成。细胞间连接有紧密连接、间隙连接、黏附连接及桥粒连接等，尤以紧密连接最为重要。这道屏障只允许水分子和小分子水溶性物质有选择性通过，能抑制细菌移位，防治肠源性感染。

（2）化学屏障：由胃肠道分泌的胃酸、胆汁、各种消化酶、溶菌酶、黏多糖、糖蛋白和糖脂等化学物质构成了肠道的化学屏障。胃酸能杀灭进入胃肠道的细菌，抑制细菌在胃肠道上皮的黏附和定植。肠道分泌的大量消化液可稀释毒素，冲洗清洁肠腔，使潜在的条件致病菌难以黏附到肠上皮。

（3）生物屏障：肠道是人体最大的细菌库，寄居着大约10万亿个细菌，99%左右为专性厌氧菌，肠道内常驻菌群的数量、分布相对恒定，形成一个相互依赖又相互作用的微生态系统，此微生态系统平衡即构成肠道的生物屏障。菌膜屏障，可以竞争抑制肠道中致病菌（如某些肠道兼性厌氧菌和外来菌等）与肠上皮结合，抑制它们的定植和生长，也可分泌乙酸、乳酸、短链脂肪酸等，从而抑制致病菌的生长。

（4）免疫屏障：包括肠相关淋巴组织和弥散的免疫细胞，是免疫应答诱导和活化的部位，弥散的免疫细胞则是肠黏膜免疫的效应部位。对消化道黏膜防御起着重要作用，它是防御病菌在肠道黏膜黏附和定植的重要防线。

本章我们主要探讨类黄酮对肠道物理屏障的影响，类黄酮对肠道化学屏障的影响前面章节已经穿插提及，类黄酮对肠道生物屏障影响在第八章着重讲述，类黄酮对肠道免疫屏障影响在第七章着重讲述。

第一节　紧密连接的分子基础

肠道是人体与外部环境的最大接触界面，主要负责营养吸收，同时为阻止促炎因子（例如病原体、毒素和抗原）从肠腔渗透到黏膜组织和循环系统提供物理屏障。上皮细胞通道选择性开放有两种途径：跨细胞途径和旁细胞途径。跨细胞途径参与营养物质的吸收和运输，包括糖、氨基酸、肽、脂肪酸、矿物质和维生素。该过程主要由位于顶膜和基底外膜上的特定转运通道介导。旁细胞途径与相邻上皮细胞之间的细胞间隙运输有关。它受顶端连接复合体调控，该复合体由紧密连接（TJ）和黏附连接（AJ）组成。AJ与桥粒一起在上皮细胞之间提供强大的黏附键，同时有助于细胞间通讯，但不决定细胞旁通透性。TJ环绕上皮细胞侧膜的顶端并决定溶质的选择性通透。TJ既屏蔽了有害分子，又为离子、溶质和水的渗透提供了适当的孔隙。TJ是由跨膜蛋白（例如闭合蛋白）和各种胞浆蛋白组成的多蛋白复合物。TJ屏障功能和细胞旁通透性的改变受到各种细胞外刺激的动态调节，这与我们的健康和疾病易感性密切相关。TJ屏障破坏和细胞旁通透性增加，引起腔内促炎分子渗透，可诱导黏膜免疫系统激活，导致持续的炎症和组织损伤。基础科学和临床研究证据表明，肠道TJ屏障在肠道和全身疾病的发病中起关键作用。在病理条件下，促炎细胞因子、抗原和病原体会导致屏障损伤。食物因素和营养素也参与肠道TJ调节，其中一些可被开发为屏障缺陷性相关疾病药物。在实验上，通过测量跨上皮电阻（TER）和小分子（如甘露醇、葡聚糖和菊粉）的细胞旁通道来评估肠组织和细胞TJ屏障的完整性和渗透性[2-4]。

一、紧密连接的分子结构

紧密连接（TJ）是位于肠上皮细胞侧膜顶端的多蛋白复合物，能够调节离子、溶质和水的旁细胞通透性，也可阻止质膜顶和基底外侧之间蛋白质和脂质的自由扩散以维持细胞极性。目前已知有 4 种跨膜蛋白参与 TJ 构成，分别是闭合蛋白（occludin）、密封蛋白（claudin）、连接黏附分子（JAM）和三细胞紧密连接蛋白（tricellulin），其中闭合蛋白至少由 24 个成员组成。跨膜蛋白的胞外区通过与相邻细胞的嗜血性和异嗜性相互作用形成选择性屏障。这些跨膜蛋白的胞内结构域与胞质支架蛋白相互作用，例如胞质紧密粘连蛋白（ZO）可将跨膜蛋白锚定到连接周围的肌动球蛋白环上。TJ 蛋白与肌动蛋白细胞骨架的相互作用对于维持 TJ 结构和功能至关重要。此外，TJ 蛋白复合物与肌动球蛋白环的相互作用允许细胞骨架调节 TJ 屏障的完整性。结周肌动球蛋白环的圆周收缩和张力受肌球蛋白轻链（MLC）活性（磷酸化）的调节。肌球蛋白轻链激酶和 Rho 相关激酶（ROCK）等激酶对 MLC 磷酸化的诱导导致肌动球蛋白环收缩，从而导致细胞旁通路开放[5-8]。

二、闭合蛋白

闭合蛋白（约 65kDa）是 1993 年发现的第一个完整的膜 TJ 蛋白。共聚焦免疫荧光显微镜、免疫电子显微镜和冷冻断裂电子显微镜均可观测到上皮 TJ 处的闭合蛋白。闭合蛋白是一种四跨膜蛋白，具有 4 个跨膜结构域、2 个细胞外环和 1 个细胞内环。短 N 端和长 C 端结构域伸入细胞质。闭合蛋白胞外环与相邻细胞的亲和作用可对大分子形成屏障，但对离子没有作用。C 末端结构域与几种细胞内 TJ 蛋白（例如 ZO 蛋白）相互作用，这是将闭合蛋白连接到肌动蛋白细胞骨架所必需的。闭合蛋白的功能尚不完全清楚，但动物和细胞培养研究表明其在 TJ 结构和肠上皮通透性中具有关键作用[9]。

在早期胚胎干细胞研究中，闭合蛋白缺失并不能阻止 TJ 组装或分化为极化上皮细胞。闭合蛋白敲除小鼠在肠上皮中也显示出与野生型小鼠中相同的 TJ 密度和组织状态。此外，基因敲除小鼠的肠屏障功能和离子转运在电生理学上也是正常的。这些研究提出了一个问题，即 TJ 组装和屏障完整性是否需要闭合蛋白。然而，最近的一项研究表明，闭合蛋白敲除小鼠的一些组织存在组织学和功能异常。例如，密封蛋白敲除小鼠表现出慢性炎症、胃上皮增生、睾丸萎缩以及唾液腺横纹管细胞质颗粒丢失，表明闭合蛋白的功能比以前认为的更为复杂。另外，与闭合蛋白胞外环序列对应的合成肽能够抑制闭合蛋白胞外域与相邻细胞的相互作用，破坏 TJ 并增加细胞旁通透性。最近一项关于肠道 Caco-2 细胞和小鼠肠道的研究表明，闭合蛋白基因敲除可诱导大分子的细胞通透性增加。这些数据一致表明，闭合蛋白在 TJ 的维护和组装中发挥了作用[10]。

　　体外研究表明，闭合蛋白的磷酸化可调节闭合蛋白的定位和 TJ 渗透性。磷酸化由相关激酶和磷酸酶进行平衡调节。在完整的上皮细胞中，闭合蛋白中 Ser 残基和 Thr 残基被高度磷酸化，这种磷酸化在 TJ 结构的维持和组装中起到一定作用。某些激酶，例如蛋白激酶 C（PKC）η 和 ζ，以及酪蛋白激酶 I 和 II，已被确认是闭合蛋白磷酸化的激酶。PKCη 和 PKCζ 的缺失或抑制可导致闭合蛋白去磷酸化，从而破坏 TJ。通过质谱和定点突变检测蛋白质磷酸化，结果表明闭合蛋白 C 端结构域中的 T403、T404、T424 和 T436 是 PKCη 和 PKCζ 靶向磷酸化的位点。如果将这些苏氨酸残基突变为丙氨酸，可阻止闭合蛋白磷酸化，延迟闭合蛋白组装到 TJ 中。相反，在 TJ 拆卸过程中，闭合蛋白的 Ser 和 Thr 残基会发生去磷酸化。据报道，蛋白磷酸酶 PP1 和 PP2A 可与闭合蛋白直接作用，使其在 Ser 和 Thr 残基处去磷酸化。实验中，TJ 可以通过消耗细胞外钙而分解，并且在钙补充之后诱导重组，PP1 和 PP2A 的敲除促进了钙诱导的 TJ 的重组。有趣的是，PP1 在 Ser 残基上优先使闭合蛋白去磷酸，而 PP2A 更活跃地表现在 Thr 残基上使闭合蛋白去磷酸。在完整上皮细胞中，酪氨酸磷酸化的闭合蛋白水平非常低。然而，一些研究表明，酪氨酸磷酸化在分解过程中由各种刺激引起。过氧化氢通过酪氨酸激酶依赖性机制诱导 TJ 破坏。在此过程中，闭合蛋白 C 端结构域中的 Y398 和 Y402 被 c-Src 酪氨酸激酶磷酸化。在这种机制的基础上，闭合蛋白的酪氨酸磷酸化减弱了其与 ZO-1 的相互作用，导致其从结合复合物中解离。与过氧化氢一样，乙醇的生物代谢产物乙醛也以阻断酪氨酸磷酸化的方式诱导 Caco-2 细胞 TJ 破坏。有趣的是，乙醛不影响细胞酪氨酸激酶活性，而是直接抑制蛋白酪氨酸磷酸酶 PTP1B，导致闭合蛋白中 Tyr 残基磷酸化[11-14]。

三、密封蛋白

　　密封蛋白（20 ～ 27kDa）是四跨膜蛋白，具有 1 个胞内环和 2 个胞外环以及 C 端和 N 端胞质结构域。密封蛋白与闭合蛋白没有任何序列相似性。密封蛋白的细胞外环与相邻细胞产生嗜同和嗜异相互作用，为细胞旁通路中分子选择性通过形成屏障或孔隙。突触后密度 95 果蝇盘大闭合带 1（PDZ）结合结构域与胞内 TJ 蛋白相互作用，继而将密封蛋白锚定在肌动蛋白细胞骨架上。大量研究表明，密封蛋白是 TJ 的关键组成部分和骨架。当密封蛋白在成纤维细胞中表达时，它们被掺入 TJ 链并在细胞 - 细胞接触处形成成对的链。最近使用密封蛋白基因敲除小鼠的研究表明，密封蛋白在各种组织中的屏障形成和细胞旁通透性中起关键作用。一个突出的例子是，密封蛋白 -1 基因敲除小鼠由于表皮屏障受损导致体液和电解质大量损失，在出生后 24h 死亡[15]。

密封蛋白是一个多基因家族，在人类和小鼠中至少有 24 个成员，每个成员在组织和细胞系中均表现出独特的表达方式。在小鼠肠道中，可以检测到密封蛋白 -1、密封蛋白 -2、密封蛋白 -3、密封蛋白 -4、密封蛋白 -5、密封蛋白 -7、密封蛋白 -8、密封蛋白 -10、密封蛋白 -12、密封蛋白 -13、密封蛋白 -14、密封蛋白 -15、密封蛋白 -17 和密封蛋白 -18，但是每种亚型的相对表达在肠道的不同区段有所不同。虽然密封蛋白结构相似，但是它们执行的功能不尽相同，大致可分为两种类型：参与屏障形成（降低细胞旁通透性）和在通道孔中发挥作用（增加细胞旁通透性）。目前所知，在肠道中，密封蛋白 -1、密封蛋白 -3、密封蛋白 -4、密封蛋白 -5、密封蛋白 -8、密封蛋白 -9、密封蛋白 -11 和密封蛋白 -14 被认为是形成屏障的密封蛋白，而密封蛋白 -2、密封蛋白 -7、密封蛋白 -12 和密封蛋白 -15 被认为是成孔密封蛋白。重要的是，每个密封蛋白的功能特性取决于第一个胞外环中带电氨基酸的数量和位置。例如，成孔密封蛋白 -2 和成孔密封蛋白 -12 分别具有 3 个（第 53、65 和 75 位）和 4 个（第 62、66、71 和 74 位）带负电荷的氨基酸，并形成选择性阳离子孔。有人认为，细胞外环中带负电荷的残基的分布和方向有助于排斥带负电荷的离子（阴离子），有利于带正电荷的离子（阳离子）。另一方面，形成屏障的密封蛋白，例如密封蛋白 -1 和密封蛋白 -3，会根据带电氨基酸的分布和方向的差异来阻止带电和不带电分子的渗透性。但是，由于缺乏密封蛋白的 X 射线或 NMR 分析，因此无法获得原子级的详细信息[16-17]。

与闭合蛋白一样，某些密封蛋白亚型在细胞中被磷酸化，这种磷酸化与其细胞定位和细胞旁通透性有关。密封蛋白 -1 丝氨酸残基上的磷酸化受蛋白磷酸酶 PP2A 和蛋白激酶 PKCζ 的调控。抑制 PP2A 能够促进钙补充后 ZO-1、闭合蛋白以及密封蛋白 -1 向 TJ 募集。同样，密封蛋白 -1 在 T203 处磷酸化增加了大鼠肺内皮细胞中密封蛋白 -1 不溶性和 TJ 完整性。密封蛋白 -5 中 T207 磷酸化也与密封蛋白 -1 中 T203 磷酸化相似。相反，一些磷酸化位点可负调节 TJ 屏障的完整性。cAMP 依赖性激酶 PKA 在 T192 处使密封蛋白 -3 磷酸化，导致卵巢癌 OVCA433 细胞的 TJ 破坏。一种在多种肿瘤细胞中大量表达的肝胚蛋白受体酪氨酸激酶 EphA2 与密封蛋白 -4 相互作用使其在 Y208 处磷酸化，导致细胞旁通透性增加。使用重组 EphA2 蛋白的拉下实验分析显示酪氨酸磷酸化减弱了密封蛋白 -4 与 ZO-1 的相互作用[18]。

棕榈酰化是翻译后调节密封蛋白功能和定位的另一条途径。在肾上皮 MDCK 细胞中，观察到 [³H] 棕榈酸掺入密封蛋白 -2、密封蛋白 -4 和密封蛋白 -14 中，表明上述蛋白经历棕榈酰化。为了将密封蛋白 -14 有效地定位在 TJ 处，需要密封蛋白 -14 在第二个细胞内环和细胞内 C 末端尾巴的两组半胱氨酸上进行棕榈酰化，它们在所有密封蛋白亚型中都非常保守[19]。

四、连接黏附分子

连接黏附分子（JAM）家族属于免疫球蛋白（Ig）超家族，其特征在于包括 2 个细胞外 Ig 结构域、1 个跨膜结构域以及 1 个细胞内 C 端结构域。根据细胞质结构域中的序列相似性将它们分为 2 个亚家族。JAM-A、JAM-B、JAM-C（或 JAM-1、JAM-2、JAM-3）在细胞内 C 端结构域中具有 II 类 PDZ 结合基序，与 ZO-1 和 Par-3（一种极化相关蛋白）相互作用。相反，JAM-4、柯萨奇病毒和腺病毒受体（CAR）、内皮细胞选择性黏附分子（ESAM）以及脑和睾丸特异性免疫球蛋白超家族（BT-IgSF）具有 I 类 PDZ 结合基序。JAM 家族成员的胞外 N-末端结构域通过嗜同性和嗜异性相互作用与各种配体结合。涉及 JAM 成员的嗜同性相互作用在 TJ 和细胞 - 细胞边界的形成中起作用。相比之下，异嗜性相互作用在细胞间黏附、白细胞与上皮或内皮细胞之间的结合、血小板活化以及病毒识别中起作用。JAM 成员在各种细胞类型中表达，包括上皮细胞、内皮细胞和免疫细胞，并以组织和细胞类型特异的方式表现出不同的表达模式。JAM-A、JAM-4 和 CAR 在肠道上皮细胞中表达并参与 TJ 调节[20-21]。

体外和体内研究表明，JAM-A（约 43kDa）参与 TJ 屏障的调节和维持。在中国仓鼠卵巢细胞（CHO）中，外源表达的 JAM-A 集中在细胞间连接处。用单克隆 JAM-A 抗体处理肠道 T84 细胞可抑制 TJ 的重新封闭，表现为 TER 恢复和闭合蛋白组装的延迟。最近使用 *JAM-A* 基因敲除小鼠的研究也显示 JAM-A 在肠屏障功能中的重要性。与野生型小鼠相比，*JAM-A* 基因敲除小鼠结肠对葡聚糖和髓过氧化物酶活性的通透性更高。此外，与野生型小鼠相比，*JAM-A* 基因敲除小鼠中由葡聚糖硫酸钠（DSS）诱导的结肠损伤和炎症更为严重[22]。

JAM-4（约 40kDa）蛋白表达可见于肝脏、骨骼肌以及上皮细胞。一项研究表明，JAM-4 在上皮细胞屏障功能中起作用，但是在肠上皮细胞中缺乏直接证据。在肾脏上皮 MDCK 细胞中，JAM-4 位于细胞间连接处，与 ZO-1 和 MAGI-1

共定位，且体外结合试验表明 JAM-4 可与 MAGI-1 直接相互作用，但与 ZO-1 无作用。在 CHO 细胞中，JAM-4 过表达降低了葡聚糖的旁细胞通透性[23]。

CAR（约 46kDa）是 JAM 家族蛋白，其胞外结构域与柯萨奇病毒和腺病毒的异嗜性相互作用可以限制病毒入侵。CAR 集中在细胞与细胞的接触处，并与 ZO-1 在肠道 T84 细胞中共定位。重组可溶性 CAR 蛋白编码细胞外结构域并抑制 CAR 的细胞间相互作用，钙补给可延迟 TER 恢复。CHO 和 MDCK 细胞中，CAR 的过度表达会降低葡聚糖的通透性并增加 TER。CAR 有助于上皮细胞 TJ 调节[24]。

五、三细胞紧密连接蛋白

上皮细胞和内皮细胞不仅在两个相邻细胞之间形成双细胞连接，而且在三个相邻细胞的接触处形成三细胞连接。尽管可以观察到三细胞紧密连接蛋白与闭合蛋白和密封蛋白一起定位在双细胞连接处，但是它优先定位于三细胞连接处。三细胞紧密连接蛋白（约 64kDa）是具有一个胞内和两个胞外环以及 C 和 N 端胞质域的四跨膜蛋白。C 端结构域的氨基酸序列与闭合蛋白的氨基酸序列具有 32% 相似性，而 N 端结构域比闭合蛋白的氨基酸序列长。一项使用位点诱变技术的体外研究表明，三细胞紧密连接蛋白 C 末端结构域对其侧向转运很重要，而 N 末端结构域似乎具有引导三细胞紧密连接蛋白与三细胞接触的作用[25]。

近期研究表明，尽管具有不同的选择性渗透特性，但三细胞紧密连接蛋白在三细胞和双细胞连接处的上皮细胞 TJ 屏障调节中起着重要作用。研究人员仔细检查了外源性表达低水平和高水平三细胞紧密连接蛋白的 MDCK 细胞中，三细胞紧密连接蛋白在双细胞和三细胞连接处的选择性。当三细胞紧密连接蛋白在细胞中低水平表达时，其位于三细胞连接处，而不是双细胞连接处。在这些细胞中，大分子（而不是小离子）的旁通透性降低，表明三细胞紧密连接蛋白限制了大分子在三细胞交界处的运动。然而，当外源高水平表达三细胞紧密连接蛋白时，其定位于所有 TJ（双细胞和三细胞），并降低其对大分子和小离子的渗透性。这些数据表明，三细胞紧密连接蛋白对三细胞交界处的大分子和双细胞交界处的所有溶质均可形成有效的屏障。有趣的是，尽管其机制尚不清楚，但闭合蛋白和三细胞紧密连接蛋白似乎彼此影响细胞定位。在 MDCK 细胞中，闭合蛋白的敲除会导致三细胞紧密连接蛋白错误定位到双细胞而非三细胞连接处，但补救性的闭合蛋白表达会消除双细胞间的三细胞紧密连接蛋白。此外，在乳腺上皮 Eph4 细胞中，三细胞紧密连接蛋白的敲除显著降低了 TER，并增加了葡聚糖通量，同时减少三细胞紧密连接蛋白在双细胞和三细胞连接处的定位[26-27]。

六、胞质紧密粘连蛋白

胞质紧密粘连蛋白（ZO）是最早鉴定出的 TJ 特异性蛋白，迄今已鉴定出 3 种 ZO 蛋白，即 ZO-1（约 220kDa）、ZO-2（约 160kDa）和 ZO-3（约 130kDa）。根据序列分析，这些 ZO 蛋白被归类为膜相关鸟苷酸激酶同源（MAGUK）家族成员。它们是多结构域蛋白，带有 3 个 PDZ 结构域、1 个 Src 同源性 -3（SH3）结构域和 1 个 N 端与鸟苷酸激酶（GUK）同源的多域蛋白。这些多结构域结构在 TJ 中提供细胞内支架，是调节和维持 TJ 结构所必需的。有趣的是，许多 TJ 蛋白与 ZO 蛋白的 N 端结合，而 C 端与肌动蛋白细胞骨架及细胞骨架相关蛋白相互作用。例如，密封蛋白结合到 ZO-1、ZO-2、ZO-3 的第一个 PDZ 结构域。JAM-A 与 ZO-1 的第三个 PDZ 结构域结合，而闭合蛋白与 ZO-1 的 GUK 结构域结合。第二个 PDZ 结构域用于 ZO 蛋白之间的相互作用[28]。

在 ZO 蛋白中，ZO-1 的生物功能和性质已经得到了充分研究。在细胞培养和动物模型中，ZO-1 定位于新生细胞间的接触处。因此，有人提出 ZO 蛋白可能介导 TJ 蛋白早期装配。迄今为止，大量针对 ZO 蛋白功能的研究都很难获得清楚的证据表明 ZO 蛋白在 TJ 调节中发挥重要作用。例如，全长或截短的 ZO-1 仅对其他 TJ 蛋白的分布和 TJ 的形成有轻微影响。有人提出上述现象可能归因于 ZO 蛋白的功能冗余，通过缺乏两个 *ZO-1* 等位基因的上皮 Eph 细胞研究发现，这些 ZO-1 缺陷细胞仍然能够形成正常的 TJ 结构并显示正常的渗透性。然而，观察到其他 TJ 蛋白包括闭合蛋白和密封蛋白组装到 TJ 的明显延迟，表明 ZO 蛋白在调节 TJ 组装方面有重要作用[29]。

七、扣带蛋白

扣带蛋白（约 140kDa）是 TJ 中细胞内斑块蛋白的组成部分，已被鉴定为肌动蛋白细胞骨架相关蛋白。序列分析表明，扣带蛋白形成一个同源二聚体，包括 1 个大的球状 N 端、1 个小的球状 C 端以及 1 个盘绕棒域。研究表明，扣带蛋白位于 TJ 处，并直接或间接与几种 TJ 蛋白相互作用，表明其在 TJ 组装中起作用。但是，它的功能作用尚未完全被阐明。GST（谷胱甘肽 -S- 转移酶）拉下实验测定法表明，扣带蛋白的头部结构域与 ZO-1、ZO-2 和 ZO-3 相互作用。此外，体外结合测定法检测到了扣带蛋白与 JAM-A 和闭合蛋白能够直接结合。扣带蛋白缺失胚胎个体 TJ 蛋白（如 ZO-1、ZO-2、闭合蛋白和密封蛋白 -6）表达发生了改变，但是没有出现任何屏障形成缺陷的迹象[30]。

第二节　间隙连接的分子基础

间隙连接最典型的功能是支持和调节数百种细胞代谢小分子的细胞间交换。间隙连接在细胞结构和细胞间通讯中的作用，有助于调节许多细胞过程，包括细胞迁移、细胞增殖、胚胎发育、分化、伤口修复以及心脏和平滑肌的协调收缩。证据表明，在人体中，间隙连接的通道胞衬蛋白由来自 21 个成员的连接蛋白家族的成员组成。遗传连锁分析已将这些连接蛋白中的 11 种与至少 30 种具有广泛表型的人类疾病相关联，包括耳聋、并指、皮肤病、神经病、淋巴水肿、白内障和发育缺陷。连接蛋白不仅通过基因突变与疾病相关，而且它们在癌症中的作用仍然是研究的焦点，作为特定类型肿瘤或癌症的治疗靶点具有潜在价值。毫无疑问，连接蛋白在健康细胞和病理生理学中发挥着关键作用。间隙连接结构和调控领域的新进展扩大了与细胞生物学中连接蛋白相关的功能范围[31]。

一、连接蛋白的功能

通过 X 射线衍射、冷冻断裂电子显微镜、核磁共振以及原子力显微镜分析，表明连接蛋白（Cx）十二聚体是形成完整细胞间通道所必需的排列。2009年 Maeda 等以 3.5Å（1Å=0.1nm）分辨率解析 Cx26 间隙连接通道结构时，直接确认孔衬结构域的连接蛋白排列和分子细节。从这些高分辨率结构中还发现了诸如在通道的细胞质入口处识别带正电荷残基等新的细节。最近研究表明，当钙与 Cx26 结合时，静电屏障发生变化以阻止通道渗透物的通过，这一过程与连接蛋白亚基的大规模运动有关[32]。

大量证据表明，Cx31.3 可能不具备形成间隙连接细胞间通道的能力，有学者提出它们在细胞中可能是主要充当半通道功能。同样，已有证据表明 Cx46 和 Cx50 在高度特化晶状体组织中表现出半通道功能。其他研究较少的连接蛋白（如 Cx62）可能既可作为半通道也可作为细胞间通道。连接蛋白半通道仅部分打开，允许最小的通道渗透物通过。Cx31.3 半通道的适应性关闭，将允许氯离子通过 8Å 孔，同时阻止其他细胞代谢物通过[33]。

二、间隙连接通道的磷酸化调节

目前对间隙连接调节了解比较清楚的主要是 Cx43。Cx43 在大多数细胞系中表达，即使它们来源于通常不表达 Cx43 的体内细胞（例如，肝细胞表达 Cx32 和 Cx26，但肝细胞系通常仅表达 Cx43）。此外，在人体中 200 多种细胞类型中，近一半表达 Cx43。Cx43 有许多翻译后修饰方式，包括泛素化、酰化、羟基化、羧化、甲基化、苏甲酰化以及亚硝基化等，但目前人们对 Cx43 磷酸化功能的了解最多[34]。

超过 8 种蛋白激酶负责 Cx43 磷酸化，Cx43 暴露于胞质的羧基末端有 21 个丝氨酸残基和至少 3 个酪氨酸残基成为可能的磷酸化位点。Cx43 磷酸化调节参与间隙连接组装及通道门控，但最近的研究也将 Cx43 磷酸化与间隙连接稳定性和周转率相关联。在组织和器官生理学水平，Cx43 磷酸化状态与心脏病、成釉细胞分化、卵母细胞成熟、血管紧张素 Ⅱ 诱导的肾损伤、B 淋巴细胞扩散、表皮伤口修复和自噬密切相关。通过将已知磷酸化位点进行氨基酸替代（例如，丝氨酸到丙氨酸）或模拟组成型磷酸化残基（例如，丝氨酸到天冬氨酸）的转基因小鼠，获得了更多 Cx43 磷酸化作用的重要证据。例如，发现 Cx43 经酪蛋白激酶 1 磷酸化可调节几个关键的生理事件，包括调节心跳节律和缺血反应、表皮伤口愈合、影响成纤维细胞促进胰腺癌进展等[35]。

目前，其他连接蛋白磷酸化及其生理效应的了解仍然有限。有报道称 Cx31、Cx32、Cx36、Cx37、Cx40、Cx43、Cx46、Cx47 和 Cx50 都可被磷酸化。但在某些情况下，磷酸化或特定残基与连接蛋白功能缺乏直接联系。许多研究显示，连接蛋白 α 亚家族受磷酸化调节。然而，另一些具有短 C 末端的连接蛋白 β 亚家族则不受磷酸化的特异性调节（例如，Cx26 或 Cx23）[36]。

第三节　黏附连接的分子基础

黏附连接（AJ）是一种在离散接触区域连接膜和细胞骨架成分的结构。顾名思义，这种分子连接是细胞 - 细胞黏附所必需的，其是将黏合单元组织成更高级的结构或连接。例如，黏附连接对于上皮细胞极化等过程至关重要，其中

AJ 有助于划定顶端 / 基底外侧轴标志，组织形态发生。AJ 能够有效地耦合相邻细胞的细胞骨架，以便它们可以进行协调运动。

一、黏附连接的超微结构

黏附连接最典型的是小带黏附连接或小带黏附（ZA）。起初人们将 ZA 描述为三联连接复合体的中间成分，通常可见于上皮细胞的顶端之间。这个复合体的另外两个组成部分，跟管腔定位的小带闭塞（或紧密连接）和基部定位的桥粒在组成和功能上不同。电子显微镜观察 AJ 是一个区域，其中膜在约 200Å 的细胞间隙上完全平行，长度在 0.2 ～ 0.5μm。深蚀刻电子显微镜显示，AJ 的细胞间隙由许多圆柱状突起连接，并且显示出跨膜黏合成分（钙黏蛋白和连接蛋白）的高阶结构。黏附接触的细胞质侧以板状致密化或"斑块"为特征，许多微丝（直径 4 ～ 7nm）穿插其中[37]。

在 ZA 处，肌动蛋白微丝特别突出，并且似乎与环绕接触区域细胞质表面的肌动蛋白丝束连续。虽然在大多数上皮细胞中，黏附小带是连续的或呈"带状"，但在三联连接复合体之外，黏附连接通常是不连续的或呈"点状"。可以看到后一种类型的黏附接触散布在上皮细胞的整个侧面。虽然点和带状黏附连接似乎是基本相似的结构，但这些差异可能具有不同的目的。例如，点状连接可能有利于锚定，而带状连接可以协调上皮层的运动。在上皮细胞中，AJ 上层结构的这些排列也反映了连接成熟的不同阶段[38]。

AJ 结构需要三类蛋白质：①跨越连接处的细胞间隙并包含黏合键的黏附受体（例如，钙黏蛋白和连接蛋白型黏附受体）；②细胞骨架网络锚定黏合成分（例如肌动蛋白）；③细胞骨架 / 膜"斑块"蛋白，用于将黏合成分与细胞骨架（例如连环蛋白和极性蛋白 AF6）连接起来。许多调节蛋白可以影响这些核心结构成分，例如生长因子受体和激酶（EGFR 和 src 家族成员）以及肌动蛋白动力学调节剂（Rho 和 Rap-GTP 酶、肌球蛋白、形成素等）。很明显，这些调节成分与结构成分本身对 AJ 结构 / 功能至关重要，如核心黏合成分的组装、运输、稳定性和更高阶的连接组织[39]。

二、黏附和连接形成的核心结构成分

黏附连接由两个基本的黏附单元组成：钙黏蛋白 / 连环蛋白和连接蛋白 / 极性蛋白 AF6 复合物。广义上讲，这些黏附复合物将同源识别事件与潜在的肌动蛋白细胞骨架联系起来，并且每种复合物对 AJ 结构 / 功能均有不同贡献。

（一）钙黏蛋白 / 连环蛋白 "核心" 黏附复合物

钙黏蛋白是在黏附连接中发现的第一个黏附分子家族。这些分子是 I 型单程跨膜糖蛋白，可介导 Ca^{2+} 依赖性细胞间黏附。钙黏蛋白胞外域赋予特异性黏附结合，它与相邻细胞表面上的相同分子结合。钙黏蛋白细胞质结构域通过与三种不同的蛋白质（称为连环蛋白）的结合介导黏附所需的关键结构和信号转导活动。β- 连环蛋白（或高度同源的 γ- 连环蛋白 / 斑珠蛋白）作为手臂重复蛋白，其与钙黏蛋白的直接结合对于黏附功能至关重要[40]。

具体而言，β- 连环蛋白与钙黏蛋白结合似乎是黏附的先决条件，因为它具有体外保护钙黏蛋白胞质结构域免受蛋白酶水解，以及提高内质网到细胞表面转运效率的作用。更为重要的是 β- 连环蛋白或斑珠蛋白包含钙黏蛋白 / 连环蛋白 "核心黏附复合物" 的结合信息。α- 连环蛋白是一种纽蛋白同系物，可以在体外结合 F- 肌动蛋白，对于体内 AJ 处或附近的肌动蛋白聚合至关重要。多年来，α- 连环蛋白被认为将钙黏蛋白 /β- 连环蛋白复合物 "硬连线" 到肌动蛋白细胞骨架。然而，最近的研究表明，α- 连环蛋白在体外是一种变构蛋白，无法同时结合 β- 连环蛋白和 F- 肌动蛋白。尽管 α- 连环蛋白的细胞修饰可能允许其与 β- 连环蛋白和 F- 肌动蛋白结合，但钙黏蛋白 / 连环蛋白复合物不能稳定地附着在 F- 肌动蛋白细丝上。相反，高度聚集的钙黏蛋白 /β- 连环蛋白复合物产生局部高浓度的可溶性 α- 连环蛋白池，驱动肌动蛋白动力学的变化[41]。

钙黏蛋白还与 p120[ctn] 相关，p120[ctn] 属于犰狳蛋白的一个亚家族，其通过剪接和磷酸化等分子多样化途径在调节钙黏蛋白黏附中起重要作用。例如在脊椎动物系统中，p120[ctn] 通过拮抗内吞作用来调节钙黏蛋白表面水平。其他研究表明，p120[ctn]- 钙黏蛋白的结合可使弱细胞黏附转变为紧密黏附。

总之，钙黏蛋白 / 连环蛋白 "核心黏合剂" 复合物包含介导跨细胞间隙同源性识别成分（钙黏蛋白）、肌动蛋白结合（α- 连环蛋白）和 / 或肌动蛋白动力学调节成分（p120[ctn]/α- 连环蛋白）以及细胞表面复合物的稳定成分（p120[ctn]/β- 连环蛋白）[42]。

（二）连接蛋白 – 极性蛋白 AF6 黏附复合物

连接蛋白是钙非依赖性黏附分子 IgG 超家族的成员。连接蛋白亚家族（即连接蛋白 1 ～ 4）包含一个由三个 IgG 样环组成的细胞外结构域和一个细胞质结构域，其中大多数变体包含一个 C 末端 PDZ 结合基序。与钙黏蛋白类似，连接蛋白形成横向同源二聚体，可以与其他连接蛋白或连接蛋白样受体进行同嗜和异嗜黏附。连接蛋白的细胞质结构域与称为极性蛋白 AF6 的肌动蛋白结合蛋白相互作用，从而提供了一种将 AJ 与肌动蛋白偶联的替代方法。极性蛋白 AF6 是一种模块化蛋白，还可以与 Ras/Rap 家族 GTP 酶以及其他肌动蛋白结合蛋白（如 ZO-1 和 α- 连环蛋白）相互作用。与 α- 连环蛋白类似，敲除极性蛋白 AF6 揭示其在上皮组织中具有重要作用。因此，与钙黏蛋白 / 连环蛋白黏附单元一样，连接蛋白 - 极性蛋白 AF6 复合物含有可以介导细胞间黏附和肌动蛋白结合的成分[43]。

三、核心黏合成分的连接与非连接组织

连接蛋白和钙黏蛋白都已通过免疫电镜定位到 ZA 结构。虽然连接蛋白 - 极性蛋白 AF6 复合物主要定位于 ZA 区域，但有大量的非 ZA 钙黏蛋白 / 连环蛋白复合物遍布在整个上皮侧膜。钙黏蛋白不需要组织成 ZA 来实现基本的黏附活性，因为大多数钙黏蛋白在缺乏明显 ZA 结构的成纤维 L 细胞或 CHO 细胞中可进行基本黏附。这表明非连接钙黏蛋白复合物用于介导细胞膜之间的基本细胞 - 细胞黏附，而更高阶的连接结构（例如 ZA）可能需要连接蛋白 - 极性蛋白 AF6 介导的钙黏蛋白 / 连环蛋白复合物的共同参与。事实上，虽然连接蛋白介导了一种 Ca^{2+} 非依赖性黏附形式，但 Ca^{2+} 依赖性钙黏蛋白黏附似乎是上皮内聚力的主要手段，上皮接触的精细敏感性就证明了这一点，钙螯合以及它们更强大的黏合能力。此外，极性蛋白 AF6 缺失小鼠表现出完全丧失三联连接复合体（其中包含 ZA）和整体上皮结构，而没有显著改变 E- 钙黏蛋白的亚细胞定位。因此，似乎连接蛋白 - 极性蛋白 AF6 驱动的 ZA 形成和基于钙黏蛋白的黏附可以解耦，虽然连接形成需要基于钙黏蛋白的黏附，但它似乎不足以组织 ZA 结构。最近的证据表明，钙黏蛋白 / 连环蛋白复合物可能无法稳定地锚定在肌动蛋白细胞骨架上，也许极性蛋白 AF6 在连接组织中是很重要的。连接蛋白 - 极性蛋白 AF6 黏合剂复合物是否可以直接与 F- 肌动蛋白相关联，以及连接蛋白 - 极性蛋白 AF6 复合物如何与钙黏蛋白复合物协作以指导 ZA 的形成尚不清楚。已经确定了连环蛋白 - 钙黏蛋白黏附系统之间的许多潜在物理联系，最直接的是极性蛋白 AF6 和 α- 连环蛋白或 p120^{ctn} [44-45]。

上述发现的一个重要含义是钙黏蛋白的不同组织可能具有不同的功能。分散分布的非连接钙黏蛋白 / 连环蛋白复合物可能对伴随细胞间运动的瞬时接触更为重要，例如边界细胞迁移或会聚延伸重排。

第四节 桥粒连接的分子基础

桥粒的早期特征很大程度上依赖于对相邻细胞之间接触的微观分析。1864年 Bizzozero 采用光学显微镜发现了表皮细胞间明显的不同结构，后称为 Bizzozero 节点。基于这些结构定位于细胞连接，在实验证实这一假设之前，早期理论就预测了其在维持细胞黏附中起作用。1920 年，Schaffer 为该结构给出了更具功能描述性的名称——桥粒。然而，直到 20 世纪初引入电子显微镜，识别桥粒内的离散结构成分才成为可能[46]。

电子显微镜高分辨率图像证实，桥粒为可见电子密集结构，不占据细胞之间的整个边界，而是作为离散结构存在，由相对低电子密度的膜延伸隔开。更重要的是，从细胞核径向向外延伸的丝状结构终止于桥粒，并且桥粒本身表现出独特的模式。在垂直于细胞接触的轴上，研究人员发现桥粒包含 5 个大约 300Å 的致密条纹。位于丝状物终端的多数细胞内条纹或附着斑块紧挨着中间致密层，然后是位于桥粒中心的细胞间接触层。中间致密层和附着斑与细胞间接触层的另一侧的对应物相呼应。

一、桥粒的分子组成

对桥粒分离物的化学分析表明，蛋白质、碳水化合物和脂质的比例约为 75 ∶ 15 ∶ 10。进一步分析显示脂质成分含有 60% 的磷脂和 40% 的胆固醇。分离物电泳产生 24 条蛋白质条带，其中 7 条占桥粒蛋白总量的 81%。在 7 种主要蛋白质成分中，按照分子量从大到小的顺序编号为 1 到 7，只有条带 3 和 4 在高碘酸 - 希夫处理后染色呈阳性，表明存在碳水化合物加合物。通过替代提取方法分离的桥粒保留了相关的丝状材料，后来通过丝直径和与角蛋白抗体反应将其识别为中间丝。然而，核心桥粒蛋白的鉴定仍然难以确定[47]。

Gorbsky 和 Steinberg（1981）开发了一种将细胞间桥粒部分与细胞内斑块分离的技术。分离组分高度富集了 150kDa、115kDa 和 100kDa 三种糖蛋白，这些蛋白质对应于早期研究中观察到的过碘酸 - 雪夫（PAS）染色阳性条带 3 和 4。电泳分辨率的进步使 115kDa 和 100kDa 组分得到了分离，最初出现的单条带 4 变成了条带 4a 和 4b。氨基酸组成分析表明，条带 4a 和 4b 彼此密切相关，且与较大的 170kDa 条带 3 不同。此外，将细胞表面蛋白暴露于胰蛋白酶降解、显微注射抗体定位细胞内斑块证实两种类型的桥粒糖蛋白都是跨膜蛋白。随后的研究开始将条带 4a 和 4b 称为桥粒胶蛋白。条带 3 取名为桥粒芯蛋白。这些结果代表了以电子显微镜鉴定的各种桥粒成分取得了重大进展。鉴于它们的细胞间定位，桥粒芯蛋白和桥粒胶蛋白又被指定为细胞 - 细胞黏附的可能介质[48]。

关于剩下的非糖基化的斑块蛋白，开发了针对条带 1（约 250kDa）和条带 2（约 215kDa）的抗体，当用于免疫组织化学染色时，它们特异性地定位于细胞内的桥粒斑块结构。这种定位和它们相似的氨基酸组成使条带 1 和条带 2 分别被命名为膜蛋白 I 和膜蛋白 II。条带 5（83kDa）和条带 6（75kDa）也对应定位在细胞内斑块。体外翻译实验表明，条带 5 和条带 6 可能是不同基因的产物，而不是同一蛋白质的分解体或转录变体。随后的研究开始将条带 5 和条带 6 分别称为斑珠蛋白和血小板亲和蛋白。条带 7 从未被正式确认，但 60kDa 的分子量表明其可能是一种角蛋白[49]。

二、桥粒的组装

细胞接触和暴露于高浓度钙会触发桥粒组装，或是"半桥粒"的稳定结构。无论如何，斑块和膜核心前体必须感知这些事件并做出相应的反应。有一种理论认为，在黏附连接处的经典钙黏蛋白之间建立的细胞间接触，在结构上类似于桥粒结构，必须发生在桥粒启动之前。在胚胎发生过程中，黏附连接出现在桥粒之前。由于斑珠蛋白定位于桥粒和黏附连接处，有人提出将斑珠蛋白募集到黏附连接处作为桥粒组装的起始事件。另外有人认为，α- 连环蛋白是一种负责介导经典钙黏蛋白和肌动蛋白细胞骨架之间相互关系的蛋白质，有助于桥粒的形成。支持这一理论的主要证据是，缺乏肌动蛋白结合结构域的 α- 连环蛋白虽然定位于黏附连接，但消除了桥粒组装。桥粒和黏附连接之间的关系不是单向的，因为桥粒缺乏会破坏小鼠上皮细胞中黏附连接的形成[50]。

关于斑块前体的动员，基于细胞内钙动力学的理论，黏附连接成分或钙受体 CaR 通过启动细胞内钙释放来响应细胞外钙。携带细胞内钙泵 SERCA2 突变形式的毛囊角化病患者表现出的严重皮肤糜烂归因于桥粒损失，这是确认细胞内钙参与桥粒组装的明确证据。SERCA2 的抑制或消耗会破坏桥粒形成，原因是桥粒斑蛋白向质膜的传递减少。SERCA2 缺乏也削弱了 PKCa 向细胞外周的易位，PKCa是调节桥粒斑蛋白中间丝关联的钙依赖性激酶。其他研究发现，PKCa可促成一种被称为过度黏附桥粒的形成，这种桥粒结构变得不受EDTA对细胞外钙螯合的影响。在伤口愈合或发育过程中，可能取决于通过钙储存的调节释放激活PKCa。相比之下，超黏附桥粒的建立，即稳态组织的特征，取决于PKCa是否失活[51]。

事实上，桥粒结构在很大程度上取决于桥粒蛋白彼此之间的内在亲和力。早期电子显微镜研究预测了几种类型的内部蛋白质相互作用：①斑块蛋白结合中间丝；②斑块蛋白结合斑块蛋白；③斑块蛋白结合桥粒钙黏蛋白；④钙黏蛋白与其相邻的对应物结合细胞。之后的生化研究数据证实了这些预测。具体而言，桥粒斑蛋白锚定在中间丝，血小板亲和蛋白、斑珠蛋白以及桥粒斑蛋白相互结合形成斑块。由斑珠蛋白和血小板亲和蛋白介导的相互作用将斑块丝复合物与跨膜蛋白、桥粒芯蛋白和桥粒胶蛋白联系起来。桥粒钙黏蛋白在细胞之间建立反式相互作用的能力反过来辅助两个细胞之间形成黏合键[52]。

免疫共沉淀和体外结合试验表明，在桥粒芯蛋白和桥粒胶蛋白之间形成了异嗜性二聚体。DSG2/DSC1复合物是由从相邻细胞以反式延伸的蛋白质建立，因此能够介导细胞-细胞黏附。同二聚体也在桥粒芯蛋白和桥粒胶蛋白亚家族中形成，主要为相同异构体间的反式相互作用。与经典钙黏蛋白一样，桥粒钙黏蛋白结合并依赖钙离子二聚化。有证据表明钙依赖性可能主要适用于新形成的桥粒处的异嗜性相互作用，但后来研究发现情况并非完全如此。与经典钙黏蛋白晶体结构比较可以发现，桥粒芯蛋白和桥粒胶蛋白利用类似的反式二聚化机制产生相互作用[53]。

第五节　类黄酮与肠道物理屏障功能

染料木黄酮是大豆中发现的主要异黄酮之一，其生理作用已引起人们的极大关注。染料木黄酮是蛋白酪氨酸激酶的有效抑制剂。大量研究表明，TJ蛋白的磷酸化状态与TJ的结构和功能密切相关。尽管在完整的肠上皮细胞中无法检测到TJ蛋白的酪氨酸磷酸化，但闭合蛋白在TJ破坏过程中会经历酪氨酸磷酸化。染料木黄酮主要通过抑制蛋白酪氨酸激酶起到保护TJ屏障功能[54]。

据报道，染料木黄酮可改善氧化应激诱导的肠道TJ屏障功能障碍。研究表明，由黄嘌呤氧化酶和黄嘌呤混合物诱导的氧化应激（在培养基中产生超氧阴离子），在3h内可降低人肠道Caco-2细胞的跨膜电阻（TER），并增加TJ

渗透性指标 [^{3}H]- 甘露醇的通量。染料木黄酮联合给药可阻止这些变化。氧化应激诱导的 TJ 功能障碍涉及了 TJ 蛋白（例如闭合蛋白和紧密连接蛋白）的酪氨酸磷酸化，以及黏附连接（AJ）蛋白的酪氨酸磷酸化，导致它们从连接复合物中分解。酪氨酸的磷酸化受蛋白质酪氨酸激酶（例如 c-Src 激酶）的磷酸化与磷酸酶（例如蛋白质酪氨酸磷酸酶）的去磷酸化之间的平衡调节。氧化应激诱导了 c-Src 激酶的快速活化，导致 TJ 和 AJ 蛋白的酪氨酸磷酸化。染料木黄酮似乎可以抑制这种氧化应激诱导的 c-Src 激酶活化，从而保护 TJ 屏障功能免受氧化应激的影响[55]。

染料木黄酮还被报道可以保护肠道 TJ 屏障功能不受乙醛损伤。大量证据表明内毒素血症在酒精性肝病的发病过程中起着至关重要的作用。内毒素血症的可能机制之一是细胞腔内乙醛引起的肠道 TJ 屏障结构破坏。据报道，腔内乙醛来自结肠细菌发酵的乙醇氧化，饮酒的男性结肠内乙醛水平高达 1mmol/L。最近的研究表明，乙醛（0.1 ~ 0.8mmol/L）以酪氨酸蛋白激酶依赖性机制破坏肠道 TJ 屏障。乙醛不会增加酪氨酸激酶的整体活性，但会有效抑制 Caco-2 细胞中的 PTP-1B、PTP-C 和 PTP-D。共聚焦免疫荧光显微镜观测发现，染料木黄酮可阻止乙醛诱导的连接区酪氨酸磷酸化以及 TJ 蛋白、闭合蛋白和紧密连接蛋白的解离[56]。

此外，染料木黄酮能够改善炎性细胞因子和肠道细菌对 TJ 屏障功能的损害。在结肠上皮 HT-29/B6 细胞中，肿瘤坏死因子 -α（一种炎性细胞因子）作用 8h 后，TER 下降到初始值的约 20%，185μmol/L 染料木黄酮可以完全阻断 TER 下降。染料木黄酮还阻止了鼠伤寒沙门菌和大肠埃希菌在 Caco-2 细胞中诱导的 TER 降低。然而，染料木黄酮介导的保护作用的确切机制仍不清楚。

槲皮素是一种黄酮醇，在蔬菜和水果（例如洋葱和苹果）中含量较高，是食品中含量最丰富的黄酮类之一。使用尤斯灌流室系统检查喂食槲皮素 9d 后大鼠肠道 TJ 通透性。喂食槲皮素的大鼠小肠和大肠的荧光素黄（LY）通量均呈剂量依赖性下降。用槲皮素（100μmol/L）处理肠道 Caco-2 细胞 48h，也能降低 LY 通量，并以剂量依赖的方式增加单层的跨膜电阻（TER）。TER 在给药后 0.5h 内开始增加，并在前 6h 显著增加。此后，TER 持续下降至 24h 时，然后在 24 ~ 48h 再次逐渐增加。同时，密封蛋白 -4 的总蛋白表达量从槲皮素处理后 12h 开始持续增加，但其他 TJ 蛋白的表达量却没有增加，直到 24h 后才逐渐增加。另一个研究小组报道，基于 Caco-2 细胞的报告基因检测，槲皮素刺激密封蛋白 -4 启动子活性，表明槲皮素在转录水平上增强了密封蛋白 -4 的表达。此外，在槲皮素给药后的 6h 内，促进了闭合蛋白和密封蛋白 -1 的细胞骨架结合。这些结果表明，促进 ZO-2、闭合蛋白和密封蛋白 -1 组装是槲皮素介导 TER 早期增加的原因，而密封蛋白 -4 表达在后期 TER 增加中起到了额外作用[57]。

最近，人们认为类黄酮的细胞生物学效应是通过与信号分子（如蛋白激酶）的相互作用而实现，并不完全归因于类黄酮的抗氧化特性。在几种信号抑制剂中，发现一种选择性蛋白激酶 Cδ（PKCδ）抑制剂对 TJ 屏障功能有促进作用，其作用方式与槲皮素非常相似，即通过促进细胞骨架结合，对 TJ 屏障功能、密封蛋白 -1 以及密封蛋白 -4 的表达发挥促进作用。槲皮素给药后 1h 内，Caco-2 细胞中的 PKCδ 活性开始下降，并在 24h 时达到初始活性的 60%。体外激酶测定显示槲皮素直接抑制 PKCδ，并显示抑制 50% 的 PKCδ 所需的槲皮素浓度低至 3.7μmol/L。综上所述，这些结果表明槲皮素介导的肠道 TJ 屏障功能增强是通过抑制 PKCδ 亚型实现[58]。

尽管槲皮素介导 TJ 蛋白组装的确切机制尚不清楚，但很明显，槲皮素伴随 TJ 组装在 Caco-2 细胞中诱导闭合蛋白磷酸化。通过在 SDS-PAGE（聚丙烯酰胺凝胶电泳）中的迁移，可以检测到闭合蛋白磷酸化在槲皮素给药后 1h 内得到增强，并且这种增强与闭合蛋白组装密切相关。一些报道表明，TJ 的组装和拆卸与闭合蛋白在 Ser、Thr 和 Tyr 残基上的磷酸化有关。在 Caco-2 细胞中，在钙缺乏的条件下，TJ 分解过程中闭合蛋白对 Thr 残基进行了去磷酸化，并通过钙置换重新磷酸化。一些蛋白激酶，例如 PKCζ、PKCη 和酪蛋白激酶 Ⅰ / Ⅱ，以及蛋白磷酸酶，例如 PP1 和 PP2A，已被确定参与闭合蛋白的磷酸化和去磷酸化。似乎槲皮素通过抑制 PKCδ 来影响这些激酶或磷酸酶的活动，从而促进闭合蛋白的磷酸化和 TJ 的组装[59]。

杨梅素是葡萄和茶中的一种黄酮醇，对 Caco-2 细胞的肠道 TJ 屏障功能具有促进作用。用 10 ～ 100μm 杨梅素孵育 48h 的肠细胞显示出 LY 通量的剂量依赖性降低；然而，没有观察到 TJ 蛋白的细胞骨架结合或表达的变化。这一证据证实了槲皮素和杨梅素的促进作用与其抗氧化活性无关，因为槲皮素比杨梅素更有效地促进 TJ 屏障功能，而杨梅素由于 B- 环上的羟基数量优势比槲皮素更具抗氧化活性[60]。

绿茶类黄酮 EGCG 被发现可改善干扰素 -γ（IFN-γ）引起的肠道 TJ 屏障功能障碍。IFN-γ 作用人肠道 T84 细胞 48h 后，TER 会降低，辣根过氧化物酶通量增加。给予 EGCG（100μmol/L）可以完全逆转这些变化。然而，这些 EGCG 介导的作用的分子机制尚不清楚[61]。

参考文献

［1］ Zheng H, Zhang C, Wang Q, et al. The impact of aging on intestinal mucosal immune function and clinical applications. Front Immunol. 2022, 13:1029948.

［2］ Capaldo CT, Nusrat A. Cytokine regulation of tight junctions. Biochim Biophys Acta. 2009, 1788(4):864-871.

［3］ Amasheh M, Andres S, Amasheh S, et al. Barrier effects of nutritional factors. Ann N Y Acad Sci. 2009, 1165:267-273.

［4］ Mullin JM, Skrovanek SM, Valenzano MC. Modification of tight junction structure and permeability by nutritional means. Ann N Y Acad Sci. 2009, 1165:99-112.

［5］ Ikenouchi J, Furuse M, Furuse K, et al. Tricellulin constitutes a novel barrier at tricellular contacts of epithelial cells. J Cell Biol. 2005, 171:939-945.

［6］ Gonzalez-Mariscal L, Betanzos A, Nava P, et al. Tight junction proteins. Prog Biophys Mol Biol. 2003, 81:1-44.

［7］ Berselli A, Benfenati F, Maragliano L, et al. Multiscale modelling of claudin-based assemblies: A magnifying glass for novel structures of biological interfaces. Comput Struct Biotechnol J. 2022, 20:5984-6010.

［8］ Lessey LR, Robinson SC, Chaudhary R, et al. Adherens junction proteins on the move-From the membrane to the nucleus in intestinal diseases. Front Cell Dev Biol. 2022, 10:998373.

［9］ Al-Sadi R, Khatib K, Guo S, et al. Occludin regulates macromolecule flux across the intestinal epithelial tight junction barrier. Am J Physiol Gastrointest Liver Physiol. 2011, 300:G1054-G1064.

［10］ Schulzke JD, Gitter AH, Mankertz J, et al. Epithelial transport and barrier function in occludin-deficient mice. Bio- chim Biophys Acta. 2005, 1669:34-42.

［11］ Rao R. Occludin phosphorylation in regulation of epithelial tight junctions. Ann N Y Acad Sci. 2009, 1165:62-68.

［12］ Jain S, Suzuki T, Seth A, et al. Protein kinase Czeta phosphorylates occludin and promotes assembly of epithelial tight junctions. Biochem J. 2011, 437:289-299.

［13］ Suzuki T, Elias BC, Seth A, et al. PKC eta regulates occludin phosphorylation and epithelial tight junction integrity.Proc Natl Acad Sci USA. 2009, 106:61-66.

［14］ Dorfel MJ, Westphal JK, Huber O. Differential phos-phorylation of occludin and tricellulin by CK2 and CK1. Ann N Y Acad Sci. 2009, 1165:69-73.

［15］ McKenzie JA, Riento K, Ridley AJ. Casein kinase I epsilon associates with and phosphorylates the tight junction protein occludin. FEBS Lett. 2006, 580:2388-2394.

［16］ Smales C, Ellis M, Baumber R, et al. Occludin phosphorylation: identification of an occludin kinase in brain and cell extracts as CK2. FEBS Lett. 2003, 545:161-166

［17］ Suzuki T, Seth A, Rao R. Role of phospholipase Cgamma-induced activation of protein kinase Cepsilon (PKCepsilon) and PKCbetaI in epidermal growth factor-medi-ated protection of tight junctions from acetaldehyde in Caco-2 cell monolayers. J Biol Chem. 2008, 283:3574-3583.

［18］Wada M, Tamura A, Takahashi N, et al. Loss of claudins 2 and 15 from mice causes defects in paracellular Na+ flow and nutrient transport in gut and leads to death from malnutrition. Gastroenterology. 2013, 144(2):369-380.

［19］Holmes JL, Van Itallie CM, Rasmussen JE, et al. Claudin profiling in the mouse during postnatal intestinal development and along the gastrointestinal tract reveals complex expression patterns. Gene Expr Patterns. 2006, 6(6):581-588.

［20］Krause G, Winkler L, Piehl C, et al. Structure and function of extracellular claudin domains. Ann N Y Acad Sci. 2009, 1165:34-43.

［21］Tanaka M, Kamata R, Sakai R. EphA2 phosphorylates the cytoplasmic tail of claudin-4 and mediates paracellular perme-ability. J Biol Chem. 2005, 280:42375-42382.

［22］Van Itallie CM, Gambling TM, Carson JL, et al. Palmitoylation of claudins is required for efficient tight-junction localization. J Cell Sci. 2005, 118:1427-1436.

［23］Bazzoni G. The JAM family of junctional adhesion molecules. Curr Opin Cell Biol. 2003, 15:525-530.

［24］Liu Y, Nusrat A, Schnell FJ, et al. Human junction adhesion molecule regulates tight junction resealing in epithelia. J Cell Sci. 2000, 113(13):2363-2374.

［25］Laukoetter MG, Nava P, Lee WY, et al. JAM-A regulates permeability and inflammation in the intestine in vivo. J Exp Med. 2007, 204:3067-3076.

［26］Hirabayashi S, Tajima M, Yao I, et al. JAM4, ajunctional cell adhesion molecule interacting with a tight junction protein, MAGI-1. Mol Cell Biol. 2003, 23:4267-4282.

［27］Cohen CJ, Shieh JT, Pickles RJ, et al. The coxsackievirus and adenovirus receptor is a transmembrane component of the tight junction. Proc Natl Acad Sci USA. 2001, 98:15191-15196.

［28］Fanning AS, Ma TY, Anderson JM. Isolation and func-tional characterization of the actin binding region in the tight junction protein ZO-1. FASEB J. 200216:1835-1837.

［29］Balda MS, Matter K. The tight junction protein ZO-1 and an interacting transcription factor regulate ErbB-2 expression. EMBO J. 2000, 19:2024-2033.

［30］Guillemot L, Hammar E, Kaister C, et al. Disruption of the cingulin gene does not prevent tight junction formation but alters gene expression. J Cell Sci. 2004, 117:5245-5256.

［31］Lampe PD, Laird DW. Recent advances in connexin gap junction biology. Fac Rev. 2022, 11:14.

［32］White TW. Functional analysis of human Cx26 mutations associated with deafness. Brain Res Brain Res Rev. 2000, 32(1):181-183.

［33］Shi Y, Li X, Yang J. Mutations of CX46/CX50 and Cataract Development. Front Mol Biosci. 2022, 9:842399.

［34］Strauss RE, Gourdie RG. Cx43 and the Actin Cytoskeleton: Novel Roles and Implications for Cell-Cell Junction-Based Barrier Function Regulation. Biomolecules. 2020, 10(12).

［35］Epifantseva I, Shaw RM. Intracellular trafficking pathways of Cx43 gap junction channels. Biochim Biophys Acta Biomembr. 2018, 1860(1):40-47.

［36］Qiu Y, Zheng J, Chen S, et al. Connexin Mutations and Hereditary Diseases. Int J Mol Sci. 2022, 23(8).

［37］Gupta S, Yap AS. How adherens junctions move cells during collective migration. Fac Rev. 2021, 10:56.

［38］Veeraval L, O'Leary CJ, Cooper HM. Adherens Junctions: Guardians of Cortical Development. Front Cell Dev Biol. 2020, 8:6.

［39］Campbell HK, Maiers JL, DeMali KA. Interplay between tight junctions & adherens junctions. Exp Cell Res. 2017, 358(1):39-44.

［40］Fan L, Yang X, Zheng M, et al. Regulation of SUMOylation targets associated with Wnt/β-catenin pathway. Front Oncol. 2022, 12:943683.

［41］Shah K, Kazi JU. Phosphorylation-dependent regulation of WNT/beta-catenin signaling. front oncol. 2022, 12:858782.

［42］Liu J, Xiao Q, Xiao J, et al. Wnt/β-catenin signalling: function, biological mechanisms, and therapeutic opportunities. Signal Transduct Target Ther. 2022. 7(1):3.

［43］Mandai K, Rikitake Y, Shimono Y, et al. Afadin/AF-6 and canoe: roles in cell adhesion and beyond. Prog Mol Biol Transl Sci. 2013, 116:433-454.

［44］Ponting CP. AF-6/cno: neither a kinesin nor a myosin, but a bit of both. Trends Biochem Sci. 1995, 20(7):265-266.

［45］Wittchen ES, Haskins J, Stevenson BR. NZO-3 expression causes global changes to actin cytoskeleton in Madin-Darby canine kidney cells: linking a tight junction protein to Rho GTPases. Mol Biol Cell. 2003, 14(5):1757-1768.

［46］Delva E, Tucker DK, Kowalczyk AP. The desmosome. Cold Spring Harb Perspect Biol. 2009, 1(2):a002543.

［47］Nekrasova O, Green KJ. Desmosome assembly and dynamics. Trends Cell Biol. 2013, 23(11):537-546.

［48］Broussard JA, Getsios S, Green KJ. Desmosome regulation and signaling in disease. Cell Tissue Res. 2015, 360(3):501-512.

［49］Delmar M, McKenna WJ. The cardiac desmosome and arrhythmogenic cardiomyopathies: from gene to disease. Circ Res. 2010, 107(6):700-714.

［50］Garrod D, Chidgey M. Desmosome structure, composition and function. Biochim Biophys Acta. 2008, 1778(3):572-587.

［51］Kitajima Y. Mechanisms of desmosome assembly and disassembly. Clin Exp Dermatol. 2002, 27(8):684-690.

［52］Yin T, Green KJ. Regulation of desmosome assembly and adhesion. Semin Cell Dev Biol. 2004. 15(6):665-677.

［53］Al-Jassar C, Bikker H, Overduin M, et al. Mechanistic basis of desmosome-targeted diseases. J Mol Biol. 2013, 25(21):4006-4022.

［54］Noda S, Tanabe S, Suzuki T. Differential effects of flavonoids on barrier integrity in human intestinal Caco-2 cells. J Agric Food Chem. 2012, 60(18):4628-4633.

［55］Suzuki T, Hara H. Role of flavonoids in intestinal tight junction regulation. J Nutr Biochem. 2011, 22(5):401-408.

［56］Al-Nakkash L, Kubinski A. Soy Isoflavones and Gastrointestinal Health. Curr Nutr Rep. 2020,

9(3):193-201.

[57] Atkinson KJ, Rao RK. Role of protein tyrosine phosphorylation in acetaldehyde-induced disruption of epithelial tight junctions. Am J Physiol Gastrointest Liver Physiol. 2001, 280(6):G1280-G1288.

[58] Marunaka Y, Niisato N, Miyazaki H, et al. Quercetin is a useful medicinal compound showing various actions including control of blood pressure, Neurite Elongation and Epithelial Ion Transport. Curr Med Chem. 2018, 25(37):4876-4887.

[59] Fan J, Zhang Q, Zhao XH, et al. The impact of heat treatment of quercetin and myricetin on their activities to alleviate the acrylamide-induced cytotoxicity and barrier loss in IEC-6 cells. Plant Foods Hum Nutr. 2022, 77(3):436-442.

[60] Fan J, Li TJ, Zhao XH. Barrier-promoting efficiency of two bioactive flavonols quercetin and myricetin on rat intestinal epithelial (IEC-6) cells via suppressing Rho activation. RSC Adv. 2020, 10(46):27249-27258.

[61] Wei R, Liu X, Wang Y, et al. (-)-Epigallocatechin-3-gallate mitigates cyclophosphamide-induced intestinal injury by modulating the tight junctions, inflammation and dysbiosis in mice. Food Funct. 2021, 12(22):11671-11685.

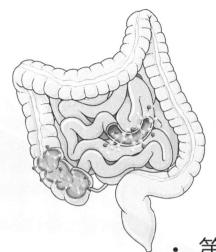

· 第七章 ·

类黄酮与肠道炎症及免疫

炎性肠病（IBD）是一个全球性的健康问题。目前，炎性肠病患者的一线治疗药物包括糖皮质激素、免疫抑制剂、抗生素和生物制剂。但是，长期使用这些药物会引起严重的不良反应和并发症。近年来，类黄酮作为传统疗法的补充手段正逐渐得到关注。类黄酮作为植物和水果中分布最为广泛的活性成分，是人类饮食的一部分。摄入类黄酮会在胃肠道内发挥生物学作用，因此研究这些化合物在 IBD 中的调节作用至关重要。本章着重论述类黄酮在 IBD 炎症不同阶段及在肠道免疫调节中的作用。

第一节　炎性肠病概述

成人的肠表面积约为 $200 \sim 300m^2$，是皮肤面积的 100 倍，其巨大的黏膜表面长期接触有毒物质、抗原和致突变物质，使肠道极易发生炎症反应。

事实上，肠道炎症的特点是肠道平滑肌收缩活动的改变，以及由运动障碍诱发的肠道菌群异常生长和失衡。炎性肠病代表了与肠道慢性炎症相关的多病因异质性疾病，包括克罗恩病（CD）和溃疡性结肠炎（UC），它们是不同的慢性肠道复发性炎症疾病。CD 和 UC 的一个重要区别是，CD 可以影响胃肠道的任何部位（从口腔到肛门，最常见的是影响回肠末端或肛周），并以瘘管、非连续型全肠壁水肿和肉芽肿为特征；而 UC 局限于大肠和直肠，通常影响肠壁的上表皮层，导致隐窝溃疡、不间断炎症。另一方面，UC 和 CD 表现出一些重叠的临床特征，10% ～ 15% 的病例无法区分这两种疾病[1]。

炎性肠病的发病年龄很早，15 ～ 25 岁的年轻人发病率最高，但它可以影响任何年龄段人群。已知炎性肠病相关遗传基因中，有一些是 CD 和 UC 共同的易感基因。众所周知，UC 和 CD 感染者亲属患炎性肠病的风险是正常人群的 8 ～ 10 倍。尽管炎性肠病发病存在遗传易感性，但其他因素如肠道菌群、生活方式（如饮食、吸烟、药物、压力）和社会经济状况与遗传因素也存在相互作用[2]。

炎性肠病的治疗目标包括缓解急性发作期症状，改善患者的生活质量，预防和治疗相关并发症，弥补营养缺陷，以及为患者提供适当的心理社会支持。炎性肠病的药物治疗包括氨基水杨酸盐（如柳氮磺吡啶和美沙拉嗪）、糖皮质激素（如泼尼松龙和布地奈德）、免疫抑制剂（如硫唑嘌呤、6- 巯基嘌呤和甲氨蝶呤）和生物制剂。炎性肠病免疫学发展为其新药开发提供了基础。目前使用的治疗策略之一是使用英夫利昔单抗，这是一种抗肿瘤坏死因子（TNF）单克隆抗体。此外，两种抗肿瘤坏死因子药物阿达木单抗和赛妥珠单抗用于治疗 CD。除 TNF 外，其他细胞因子也是炎性肠病的调节靶点。报道显示，INF-γ、IL-12 以及 IL-23 抗体同样具有较好的临床效果。另一种治疗策略是 T 细胞阻断，那他珠单抗作为一种选择性黏附分子抑制剂，可以靶向结合黏附分子 α4-整合素，干扰白细胞向炎症部位迁移和黏附。但是，长期使用上述药物可能会导致严重的副作用，同时很难完全治愈疾病。当药物治疗不足以控制炎症时，可以通过手术途径治疗炎性肠病，如结肠切除术[3]。

鉴于上述情况，临床上有必要寻找新的更安全的炎性肠病预防或治疗手段。目前，炎性肠病患者逐渐转向接受一些替代传统疗法的补充疗法，包括大量维生素、中药以及膳食补充剂等。在此背景下，类黄酮的生物学特性已被充分证明，其调节炎性肠病潜在功能正引起科学界的密切关注。

第二节　类黄酮调节炎性肠病的体外研究

炎性肠病的特点是除了浸润固有层的免疫细胞外，上皮细胞与多种类型细胞相互作用共同参与疾病进展。因此，在体外研究类黄酮对炎性肠病作用时，需要使用参与疾病形成的多种细胞系。必须强调的是，使用细胞系作为研究模型需要进行验证，验证方法既可与原代分离细胞进行比较，也可通过体内研究予以补充。在炎性肠病病例中，分离肠上皮细胞进行原代培养并不常见，主要是因为这些细胞在体外培养环境中只能存活几小时，并且不会形成紧密的单层。表 7-1 [4-10] 总结了体外肠道炎症模型中类黄酮的生物活性。类黄酮在产生细胞因子 / 趋化因子、转录因子等炎症介质中的作用已被广泛探讨。不可否认的是，类黄酮作为抗炎性肠病化合物具有很好的疗效，大多数受试化合物在炎症过程中的不同阶段都具有调节作用。不同研究使用的类黄酮浓度也不尽相同，类黄酮作用时间也存在差异。另外，使用的细胞类型和体系（单细胞或共培养细胞）不同，炎症诱导剂不同 [脂多糖（LPS）、肿瘤坏死因子（TNF）、白细胞介素以及 H_2O_2 在不同浓度下单独或混合使用] 等。上述研究过程中的差异，导致目前很难通过总结文献来评估不同类黄酮之间的活性差异。考虑到这一点，有必要对一组结构相关的类黄酮进行综合研究，这些类黄酮以以往发现最有效的化合物为基础，在相同的实验条件下，针对炎症级联反应的几个关键点进行检测，进而获得可靠和准确的信息建立结构 - 活动关系。

表 7-1　类黄酮对肠道炎症的调节作用

类黄酮亚类	类黄酮	细胞模型	作用浓度	炎症诱导剂	作用机制
花青素	花青素 -3- 葡萄糖苷	Caco-2	20μmol/L、40μmol/L	TNF	抑制 NF-κB 信号通路，抑制 IL6 和 COX-2 的表达。增加转录因子 Nrf2 入核，激活抗氧化和解毒基因表达
黄烷醇	儿茶素	Caco-2	50μmol/L	IL-1β TNF LPS	不影响 IL-1β、TNF 或 LPS 诱导的 NF-κB 活化以及 IL-1β 诱导的 IkB-α 的磷酸化
	表儿茶素	Caco-2	50μmol/L	IL-1β TNF LPS	不影响 IL-1β、TNF 或 LPS 诱导的 NF-κB 活化以及 IL-1β 诱导的 IkB-α 的磷酸化
			0.05 ～ 5μmol/L	TNF	抑制 NADPH 氧化酶诱导的氧化产物、NF-κB（IkB-α 磷酸化、p50 和 RelA 核转运以及核 NF-κB-DNA 结合）、ERK1/2（胞外调节蛋白激酶）活化增加。肌球蛋白轻激酶表达增加，ZO-1 表达降低
		RAW264.7 IEC-6	0.1 ～ 10μmol/L	LPS	抑制 NF-κB 的活化和表达，LPS 诱导细胞 SOD、MDA、GSH-Px 和过氧化氢酶活性升高
	EGCG	HT29 T84	50μmol/L	TNF	抑制细胞 IL-8、MIP-3α 和 PGE2 的合成，下调炎症基因表达
		Caco-2		IL-1β	IL-8 分泌减少

类黄酮亚类	类黄酮	细胞模型	作用浓度	炎症诱导剂	作用机制
黄烷酮	橙皮素	IEC18	50μmol/L	LPS	增加 NF-κB 表达，抑制 LPS 诱导的 IkB-α 和 ERK 磷酸化，p65 易位到核。LPS 诱导 p38 磷酸化酶活性增加
	柚皮素	Caco-2	50μmol/L	IL-1β TNF LPS	不影响 IL-1β、TNF-α（转化生长因子-α）或 LPS 诱导的 NF-κB 活化，也不影响 IL-1β 诱导的 IkB-α 磷酸化
黄酮醇	落新妇苷	树突细胞（DCs）、CD11c⁺、RAW264.7	10 ～ 160μg/mL	—	抑制 IL-1β、IL-12p40 分泌，提高 IL-10 和 TGF-β 表达水平，DCs 用落新妇苷预处理诱导调节性 T 细胞的产生
		Caco-2	12.5μmol/L、50μmol/L	TNF-α IFN-γ（γ-干扰素）	提高连接蛋白-1 和 ZO-2 表达、TER 值升高。落新妇苷可上调 TNF 和 IFN-γ 共同刺激的 Caco-2 细胞 TJ 相关分子的蛋白表达
黄酮	芹黄素	IEC18	50μmol/L	LPS	增加 COX-2 和 NF-κB 基因表达，增加 LPS 诱导的 COX-2 表达和 ERK 磷酸化。抑制 LPS 诱导的 IkB-α 磷酸化
	黄芩苷	RAW264.7	5×10^{-6} ～ 5×10^{-4}μmol/L	LPS	减少 RAW264.7 的增殖细胞，减少通过抑制 TLR4 蛋白和 NF-κB 活化产生 TNF、IL-6、IL-1β、COX-2 和 ICAM-1 等促炎介质
		外周血单核细胞	5 ～ 40μmol/L		IL-4、TGF-β1 和 IL-10 表达上调，p-STAT6/STAT6 比值升高，IFN-γ、IL-5、IL-6 和 T-bet 表达下调，p-STAT4/STAT4 和 p-NF-κB/NF-κB 比值降低
		小鼠腹腔巨噬细胞	6.25 ～ 50μmol/L	LPS	有限的 LPS 诱导 M1 巨噬细胞极化；减少 LPS 诱导的 TNF、IL-23 和 IRF5 表达；增加 IL-10、精氨酸酶-1 和 IRF4 表达
		肠上皮细胞	10 ～ 40μg/mL	TNF	抑制 miR-191a 的表达，从而提高 ZO-1mrna 和蛋白水平
	白杨碱	Caco-2	0 ～ 50μmol/L	IL-1β	与非甲基化白杨素相比，二甲氧基化白杨素减少了 IL-8、IL-6 和 MCP-1 的分泌 两种形式都抑制 COX-2 衍生的 PGE2 的产生，二甲氧基化 chrysin 更有效。两种化合物都降低了 NF-κB 的活性，对二甲氧基化白杨素的作用更明显
			5 ～ 100μmol/L	IL-1β TNF LPS	降低所有刺激因子诱导的 NF-κB 活化和 IL-1β 诱导的 IkB-α 磷酸化。降低 IL-1β 诱导的 IL-8 分泌
		IEC18	50μmol/L	LPS	增加 COX-2 和 NF-κB 基因表达的基础表达。LPS 诱导 COX-2 表达增加

续表

类黄酮亚类	类黄酮	细胞模型	作用浓度	炎症诱导剂	作用机制
黄酮	香叶木素	IEC18	50μmol/L	LPS	增加了 NF-κB 基因的表达。增加 LPS 诱导的 COX-2 表达和 ERK 磷酸化
	GL-V9	RAW264.7	10μmol/L	LPS	通过促进 Trx-1 的表达，减少促炎细胞因子和 ROS 的产生，增加抗氧化剂的分泌
	LL-202	THP-1	0.8μmol/L	LPS	通过抑制 ERK/JNK/p38 MAPK 通路和 AP-1 核转位，降低 IL-1β、IL-6 和 TNF 的分泌、mRNA 水平和蛋白质表达
	木犀草素洋地黄黄酮	HT29	1～100μmol/L	TNF	抑制 IL-8 的产生、p38MAPK 和 ERK 的磷酸化、IκB 的降解和 NF-κB 的激活
		HT29	50μmol/L、100μmol/L	TNF IL-1 INF-γ	抑制 IL-8 的产生、COX-2 和 iNOS 的表达和 NO 的过量产生，木犀草素通过抑制 JAK/STAT 途径发挥其肠道抗炎作用，被确定为关键机制
		IEC18	50μmol/L	LPS	增加 COX-2 和 NF-κB 基因表达的基础表达。LPS 诱导 p38 磷酸化增加
		Caco-2	1～15μmol/L	H₂O₂	通过 p38MAPK-Nrf2/ARE 途径增加 Nrf2 表达和减少细胞死亡。增加抗氧化酶、γ-谷氨酰半胱氨酸合成酶催化亚单位、γ-谷氨酰半胱氨酸合成酶修饰亚单位的核易位和表达。减少 H₂O₂ 诱导的氧化应激
		Caco-2 和 RAW264.7	10μmol/L、100μmol/L	LPS TNF	抑制 Caco-2 细胞 IL-8mrna 的表达 RAW264.7 细胞中 TNF、IL-6 和 IL-1β 的表达也受到抑制。木犀草素苷元存在于该系统的基底外侧上清液中，抑制 RAW264.7 细胞的 TNF 产生和 NF-κB 活化。木犀草素不能抑制 IL-8 mRNA 表达的增加，而 IL-8 mRNA 的表达是由重组 TNF 刺激引起的
	异荭草苷	RAW264.7 和 HT29	5～50μmol/L	LPS	抑制 iNOS、MCP-1、COX-2、TNF、IL-1β 和 IL-6 的表达。抑制 NF-κB 的活化
	千层纸苷	RAW264.7 与骨髓来源的巨噬菌体	25～100μmol/L	LPS	通过激活 PPARγ，减少 IL-1β、IL-6 和 TNF 等多种细胞因子的产生，抑制 LPS 诱导的 NF-κB 信号通路的激活
	橘皮素	骨髓树突状细胞	5～20μmol/L	LPS	抑制 TNF、IL-12、IL-23 的表达和 NF-κB 的活化，不影响 IL-10 的表达
异黄酮	黄豆苷元	IEC18	50μmol/L	LPS	增加了 NF-κB 基因的表达

类黄酮亚类	类黄酮	细胞模型	作用浓度	炎症诱导剂	作用机制
异黄酮	染料木素	IEC18	50μmol/L	LPS	增加了 NF-κB 基因的表达。增加 LPS 诱导的 COX-2 表达、ERK 磷酸化和 p50 向细胞核的移位。抑制 LPS 诱导的 IkB-α 磷酸化
		Caco-2	5～100μmol/L	IL-1β TNF LPS	促进所有刺激物诱导的 NF-κB 活化。不影响 IL-1β 诱导的 IkB-α 的磷酸化反应。降低 IL-1β 诱导的 IL-8 分泌
黄酮醇	漆黄素	小鼠巨噬细胞	10μmol/L、20μmol/L	LPS	减少亚硝酸盐、TNF、IL-1β 和 IL-6 的产生。抑制 COX-2 和 iNOS 的表达。降低磷酸化 IkB-α 的蛋白水平及其对 NF-κB p65 亚基的降解和随后的核易位
	山奈酚	IEC18	50μmol/L	LPS	增加 COX-2 和 NF-κB 基因表达的基础表达。脂多糖诱导 p38 磷酸化增加
	槲皮素	IEC18	50μmol/L	LPS	增加 COX-2 和 NF-κB 基因表达的基础表达。IkB-α 完全不被槲皮素磷酸化。抑制 LPS 诱导的 IkB-α 和 ERK 磷酸化。LPS 诱导 p38 磷酸化增加
		Caco-2		IL-1β TNF LPS	不影响 IL-1β、TNF-α 和 LPS 诱导的 NF-κB 活化。增加 IL-1β 诱导的 IkB-α 磷酸化形式

第三节 类黄酮调节炎性肠病的体内研究

一、炎性肠病体内实验模型

炎性肠病（IBD）相关体内模型多种多样，一般来说小鼠或大鼠是常用实验动物。炎症模型可分为炎性肠病、结肠炎（急性或慢性），有多种诱导方法，例如 DSS、三硝基苯磺酸（TNBS）、噁唑酮、吡罗昔康和醋酸直肠给药等，也有关于转基因小鼠或自发炎性肠病的小鼠模型，但并不常见。目前已有许多类黄酮针对炎性肠病的研究，但是这些研究的结果很难进行比较，这是因为即使是同一种类黄酮，不研究人员采用的炎症模型不同，其结果往往失去了可比性。同时，不同研究学者采用受试类黄酮的剂量、给药途径以及目标炎症阶段都可能存在差异。事实上，类黄酮在疾病诱导前还是诱导后给药，反映了研究是以预防为目标还是以治疗为目标。

二、类黄酮调节炎性肠病的体内研究

在体内实验中，疾病进展的评估至关重要。这种评估可以在疾病发展或治疗的不同阶段进行，通常包括宏观和组织学检查。一些参数用于类黄酮对调节炎性肠病的常规评估，例如疾病活动指数（DAI），它是体重减轻、粪便稠度/腹泻以及血便三个参数的平均得分；结肠影像、隐窝结构、长度和通透性；组织学损伤评分（HIS），包括细胞浸润（单核细胞和中性粒细胞）和组织破坏（肠细胞丢失和水肿）；存活率。此外，不同的炎症生物标志物也可用以评估，如抗氧化酶、花生四烯酸、细胞因子和转录因子。

1. 黄酮对 IBD 的调节作用

白杨素能够保护结肠隐窝结构和黏膜上皮免受 DSS 诱导的炎症损伤。在 DSS 诱导的小鼠结肠炎模型中，白杨素能显著减少白细胞浸润，从而降低髓过氧化物酶（MPO）活性。此外，白杨素可降低一氧化氮合成酶（iNOS）、细胞间黏附分子 ICAM-1、单核细胞趋化蛋白 -1（MCP-1）、环氧合酶 -2（COX-2）、肿瘤坏死因子（TNF）和白细胞介素 -6（IL-6）的 mRNA 表达。在 DSS 诱导的结肠炎模型中，白杨素可降低 p65 的磷酸化，抑制 IkB-α 的磷酸化及降解，从而抑制 NF-κB 活性。另一项 BALB/c 小鼠模型揭示，白杨素（1mg/kg、5mg/kg、10mg/kg）与 DSS 同时给药，明显改善 DSS 诱导的结肠缩短、DAI 评分、炎症损伤以及体重减轻。与上述结果对应，白杨素减少了中性粒细胞在结肠黏膜的浸润，表现为 MPO 活性的降低。在结肠组织中，白杨素也能够减少 •NO 和 PGE2（前列腺素 E2）的产生。细胞因子也受到白杨素（5 mg/kg 或 10mg/kg）影响，表现为 IL-1β 和 IL-6 水平升高，IL-8、MCP-1 和角质形成细胞趋化物（KC）水平降低。但是，白杨素并没有减少肿瘤坏死因子的产生[11]。

在 DSS 诱导的结肠炎模型中，芹菜素预处理可显著降低 DAI 评分，增加体重，降低结肠损伤评分。然而，在 DSS 和 TNBS 模型中，芹菜素并没有显著改善结肠重量/长度比。在 TNBS 模型中，芹菜素能降低 MCP-1、ICAM-1、IL-1β、TNF 和 IL-6 的表达，这与淋巴细胞浸润减少和活化有关。此外，在 DSS 模型中，芹菜素对以下炎症介质 mRNA 表达水平的正常化有效：IL-7、IL-17c、IL-6、TNF、IL-1β、趋化因子（Ccl-2、Cxcl-1）、Foxp-3、ICAM-1、TGF-β 和 Toll 样受体 2。在这两种模型中，芹菜素都倾向于降低 MPO 和碱性磷酸酶（AP）活性，这种效应在 DSS 模型中更为明显。AP 是细胞分化的标志物，在结肠炎症中表达上调[12]。

在 DSS 诱导的 C57BL/6CrSlc 小鼠结肠炎模型中，木犀草素（5mg/kg、20mg/kg 和 50mg/kg）通过胃内给药能够改善结肠缩短、组织学评分、炎症细胞浸润厚度、上皮损伤和巨噬细胞浸润。这些作用可能与抑制促炎细胞因子（IFN-γ、IL-1β、IL-6 和 TNF）mRNA 表达和减少 CD4$^+$T 细胞浸润有关。除了这些调节作用外，木犀草素对结肠细胞 COX-2 表达没有影响。另一项研究也取得了类似结果，在实验小鼠结肠炎模型中给予木犀草素可显著减轻 DAI、结肠缩短以及组织学损伤，降低炎症介质（iNOS、TNF 和 IL-6）表达，并通过Nrf2 信号转导途径提高结肠组织 MDA（丙二醛）含量和抗氧化防御活性[13]。

通过 TNBS 诱导的 BALB/c 小鼠结肠炎模型，研究人员发现 FVN625（3′-羟基 -5,7,4′- 三甲氧基黄酮）和 FVN1087（6- 羟基 -5,7- 二甲氧基黄酮）（5mg/kg、10mg/kg 或 25mg/kg）不能阻止模型小鼠结肠重量 / 长度比增加、食物摄入量和体重减少。FVN625 和 FVN1087 也不能阻止炎症反应，也不能抑制MPO 和 AP 活性。但是，它们可以阻止组织谷胱甘肽（GSH）消耗，还能减少IL-1b 和 IL-6 分泌。因此，上述类黄酮缺乏改善肠道损伤的能力，但它们可以缓解炎症病变[14]。

川陈皮素是一种富含于柑橘的多甲基黄酮。在 TNBS 诱导 SD 大鼠急性结肠炎合并感染大肠埃希菌的模型中，经口给药川陈皮素（20mg/kg 和 40mg/kg）能抑制炎症，增加摄食量和体重，降低宏观损伤、DAI 评分和结肠重量 / 长度比。川陈皮素逆转了 TNBS 诱导的 MPO 活性和促炎细胞因子 TNF、IL-1β 和IL-6 水平的升高，还逆转了 iNOS 和 COX-2 的增量表达，降低 NO 和 PGE2水平。川陈皮素还能够抑制 NF-κB 和肌球蛋白质轻链激酶（MLCK）的蛋白质表达增加。此外，TNBS 诱导的磷脂酰肌醇 -3- 激酶（PI3K）和 Akt 磷酸化水平升高也被川陈皮素得以逆转[15]。

桑色素是一种常见于中草药中的 2′,3,4′,5,7- 五羟基黄酮。桑色素（25mg/kg）作用于 TNBS 诱导的 Wistar 大鼠结肠炎，能够显著降低结肠损伤评分、结肠出血坏死、腹泻发生率以及结肠与邻近器官之间的黏附。桑色素改善了组织学观察到的损伤、维持肠道细胞结构、减少白细胞浸润，还可以降低 MPO 活性、LTB4 水平、IL-1β 含量、MDA 水平、NOS 活性[16]。

通过灌胃黄芩苷（25 ～ 100mg/kg）给 TNBS 诱导的结肠炎 SD 大鼠，其IBD 病情明显好转，肉眼和组织病理学评分及结肠炎严重程度均好转。黄芩苷可降低 MPO 活性及 ICAM-1、MCP-1、COX-2、TNF、IL-1β 和 IL-6 蛋白质表达。

此外，黄芩苷改善结肠炎的分子机制与 TLR4/NF-κB 信号途径抑制有关[17]。

多司马酯是一种黄酮衍生物，是地奥司明庚基（硫酸氢）铝络合物。它是一种非全身性细胞保护药物，用于治疗胃和十二指肠溃疡。在用 TNBS 诱导急性和慢性结肠炎的 Wistar 大鼠模型中，多司马酯可显著降低结肠的宏观损伤，并对体重减轻及粘连存在具有积极影响。然而，与 TNBS 对照组相比，它不会显著增加结肠重量 / 长度比或降低腹泻发生率。长期应用多司马酯对 TNBS 诱导的结肠炎有明显的保护作用。在急性模型中，多司马酯显著降低多形核中性粒细胞浸润水平，这归因于它对 TNBS 诱导的 MPO 活性及 TNF 水平升高的抑制作用[18]。

在 DSS 诱导的 C57BL/6 小鼠结肠炎模型中，给予 20mg/kg、50mg/kg 和 100mg/kg 的荭草苷可显著逆转体重减轻和血性腹泻。荭草苷可引起 iNOS 和 COX-2 蛋白表达增加，全身 •NO 水平和 MPO 活性降低。荭草苷抑制 DSS 介导的 TNF 分泌，同时促进 IL-10 产生。已知 TLR4 可以通过与衔接蛋白 MyD88 相互作用介导信号传至 NF-κB，导致丝氨酸激酶 IL1 受体相关激酶 1/4（IRAK1/4）磷酸化。荭草苷能够抑制 IRAK-1 的磷酸化，但不抑制 IRAK-4 的降解，逆转 TLR4 的活化信号，并显著削弱结肠中 p38、ERK1/2 和 JNK（C-Jun 氨基末端激酶，为 MAPK 通路）的磷酸化水平[19]。

通过腹腔注射穗花杉双黄酮（10mg/kg）给 Wistar 大鼠，然后用醋酸诱导结肠炎。穗花杉双黄酮明显改善了醋酸产生的结肠炎损伤，显著增加结肠和脾脏重量，阻止结肠血管通透性增加，从而减轻黏膜损伤和组织学症状（水肿和固有层炎细胞浸润）。在氧化标志物方面，穗花杉双黄酮显著降低结肠组织脂质过氧化，恢复 GSH 和 SOD 水平，使 MPO 水平下降至正常值。在浸润的炎性细胞中，iNOS 和 COX-2 的过度表达显著减少。此外，穗花杉双黄酮可显著降低结肠组织中较高的 TNF、IL-1β 和 IL-6 水平[20]。

2. 黄酮醇对 IBD 的调节作用

槲皮素对醋酸诱发 Wistar 大鼠结肠炎具有保护作用，能够显著改善异常结肠形态（重量、长度和厚度）。槲皮素还具有抗脂质过氧化活性，保护大鼠免受乙酸诱导的丙二醛水平升高及相应危害。槲皮素的抗结肠炎症作用还表现为升高 GSH 水平，降低 MPO 和亚硝酸盐 / 硝酸盐水平。另一项研究评估了槲皮素、柚皮素和橙皮素三种类黄酮对 DSS 诱导 Balb/c 小鼠结肠炎的干预作用。所有供试化合物都能恢复 DSS 引起的小鼠体重下降，降低 DAI 评分。槲皮素和橙皮素倾向于减弱 DSS 诱导的结肠长度减少，但它们的作用并不显著。槲皮素也能部分恢复 DSS 诱导的肠道屏障损伤。在槲皮素及芦丁（0.001%～0.1%，饲喂 2 周）对 DSS 诱导的 ICR 小鼠结肠炎的干预研究中，芦丁对 IBD 的改善作用更为明显。有人对比了槲皮素微囊（1mg/kg、10mg/kg 和 100mg/kg）及槲皮素（10mg/kg 和 100mg/kg）在乙酸诱导的瑞士小鼠结肠炎症中的作用差别。采用两种不同的研究方法：一种是在结肠炎诱导前 2h 和诱导后 10h 进行给药，测定炎症参数；另一种是在结肠炎诱导前 6h 和 1h 进行给药，评价对氧化应激的保护作用。在结肠损伤方面，槲皮素微囊可减轻结肠水肿，恢复结肠结构和杯状细胞，改善黏膜结构，减轻炎性细胞浸润。槲皮素微囊还能够抑制醋酸诱导的 MPO 活性升高，并下调促炎细胞因子 IL-1β 和 IL-33 的水平。槲皮素也能抑制抗炎细胞因子 IL-10 水平的降低。在抗氧化作用方面，治疗组中铁还原能力（FRAP）和 2,2′- 叠氮基 - 双 -3- 乙基苯并噻唑啉 -6- 磺酸（ABTS）自由基阳离子清除能力显著增强。值得注意的是，在这项研究中，槲皮素单独给药并不显示显著的治疗效果，表明将这种黄酮醇进行胶囊包封具有更具潜力的应用优势[21]。

采用 DSS 诱导的 C57BL/6J 小鼠结肠炎模型，在喂食前和喂食后分别给予山奈酚（0.1% 和 0.3% 日粮）。山奈酚预处理组小鼠脾脏重量减轻，结肠组织畸形减少。给予山奈酚可逆转 DSS 引起的结肠缩短，降低 MPO 活性以及血浆 LTB4、PGE2、•NO 的水平。山奈酚还能显著上调三叶因子家族 3（TFF3）基因表达，促进上皮细胞修复，显著抑制结肠组织 IL-1β、IL-6 和 TNF 的 mRNA 表达[22]。

在 DSS 或 TNBS 诱导的 C57BL/6 小鼠模型中，口服异鼠李素可减轻小鼠体重减轻、血性腹泻、结肠缩短、直肠溃疡和中性粒细胞浸润。此外，异鼠李素还可以降低 TNF 和 IL-6 水平以及 MPO 活性，同时降低 ICAM-1、iNOS、COX-2 和 IL-2 表达。免疫印迹分析显示，异鼠李素抑制了 DSS 诱导的 IkB-α 和 NF-κB（p65）的磷酸化。因此，异鼠李素对 IBD 的调节作用也与 NF-κB 信号下调有关[23]。

在 DSS 诱导的 BALB/c 小鼠结肠炎模型中，杨梅素（50mg/kg、100mg/kg 和 200mg/kg）能逆转小鼠体重减轻，削弱结肠黏膜形态学损伤和细胞浸润，并能显著抑制 DSS 诱导的结肠长度缩短。各浓度杨梅素均能降低 MDA、MPO 和 NO 水平，提高 GSH-Px 和 SOD 活性。杨梅素也能减少促炎细胞因子 IL-1β 和 IL-6 的产生[24]。

有人研究了漆黄素在 DSS 诱导 BALB/c 小鼠结肠炎模型中的作用。漆黄素显著降低了 DAI 评分、结肠炎引起的体重减轻以及杯状细胞和炎症细胞浸润的隐匿性损伤。漆黄素以浓度依赖性方式显著逆转 MPO 活性、IL-1β、IL-6 和 TNF 水平以及 COX-2 和 iNOS 表达增加。此外，在转录水平上，漆黄素能够减弱 NF-κB（p65）易位，抑制 NF-κB（p65）-DNA 结合活性，并阻止结肠组织中 IkB-α 的磷酸化。漆黄素还可以减弱 DSS 诱导的 p38 磷酸化，增加磷酸化 ERK 水平[25]。

在 TNBS 诱导的急、慢性大鼠结肠炎模型中，芸香苷表现出各种积极作用，如腹泻发生率降低、体重减轻、结肠损伤减少和受损结肠黏膜长度缩短。用芸香苷处理的动物表现出总 GSH 水平升高，MPO 和 AP 活性抑制。

在 DSS 处理的 Wistar 大鼠模型中，异槲皮素（槲皮素 - 吡喃葡萄糖苷）（25μmol/L）能改善结肠缩短，减轻 DSS 诱导的结肠降段 COX-2 和 iNOS 表达。然而，这种类黄酮预防急性结肠炎的疗效主要取决于结肠炎损伤严重程度和 / 或作用部位[26]。

杨梅苷是杨梅素的鼠李糖苷，在 DSS 处理的 CD1 小鼠结肠炎模型中，可降低小鼠 DAI 评分和肉眼损伤评分，缓解结肠长度缩短。杨梅苷可以完全阻断炎症细胞浸润，降低上皮细胞损失，抑制 NOS2、COX-2、TNF、IL-6mRNA 表达上调以及 IL-6 和 CXCL1/KC 水平上调。此外，杨梅苷阻止了 Akt 磷酸化的显著增加，表明其通过 PI3k/Akt 信号转导途径发挥作用。该化合物还抑制结肠组织中 p38、JNK 和 ERK1/2 的磷酸化和 NF-B 的磷酸化。当在结肠组织中持续表达 PKC-ε（炎症和疼痛信号转导的关键参与因子）时，杨梅苷可以始终阻止 DSS 诱导的 PKC-ε 增加[27]。

氯萘醌槲皮素（CNC）和一氯新戊酰槲皮素（MCP）是槲皮素的两种衍生物，在乙酸诱导的 Wistar 大鼠结肠炎模型中，CNC（25 ～ 50mg/kg）和 MCP（50mg/kg）均可降低结肠湿重 / 长度比，其中 CNC 能有效抑制结肠炎性损伤，降低 DAI 评分，并缩短结肠损伤面积。然而，CNC 发挥其有益作用的机制仍有待阐明[28]。

3. 黄烷酮对 IBD 的调节作用

将柚皮素（25 ～ 100mg/kg）饲喂 Wistar 白化大鼠，然后用乙酸诱导肠道溃疡。柚皮素能够逆转乙酸诱导的 TBARS 和 NO 水平升高，抵抗总谷胱甘肽、过氧化氢酶以及超氧化物歧化酶活性降低。柚皮素还抑制了细胞因子的产生（TNF、IL-1β 和 IL-6），降低了 PGE2 的水平。在另一项研究中，BALB/c 小鼠喂食 DSS 后添加柚皮素（0.3%），可延缓小鼠体重减轻，削弱紧密连接蛋白（闭合蛋白、JAM-A）表达损失。柚皮素能够在第 9 天降低 IFN-γ、IL-6、

MIP-2 和 IL-17A 表达，在第 6 天抑制 IL-6 和 IL-17A 表达。同样在 BALB/c 小鼠中，评估了三种类黄酮（槲皮素、柚皮素和橙皮素）的潜在有益作用，其中柚皮素在降低 DAI 评分和恢复正常结肠长度方面也最有效，橙皮素倾向于抑制结肠通透性增加。此外，槲皮素和柚皮苷表现出对密封蛋白、JAM-A、紧密连接蛋白 -3 表达的诱导作用[29]。

柚皮苷是一种黄烷酮 -7-O- 糖苷，乙酸诱导结肠炎之前，Wistar 大鼠经口给药（20mg/kg、40mg/kg 和 80mg/kg）柚皮苷能显著减轻醋酸引起的体重、食物和摄水量下降。柚皮苷（40mg/kg 和 80mg/kg）显著降低溃疡面积、溃疡指数、结肠重量增加、结肠重量 / 长度比、脾脏重量增加以及大便稠度增加，抑制乙酸引起的 GSH 和 SOD 水平下降。柚皮苷预处理降低了乙酸诱导的 MPO 水平，抑制了 NO 和 XO 活性升高[30]。

在 DSS 诱导的 BALB/c 小鼠 UC 模型中，橙皮苷（10 ～ 80mg/kg）能够抑制 DAI 评分和结肠重量增加，改善炎性病变程度和黏膜组织学表现。橙皮苷显著降低 MDA 水平，其活性高于柳氮磺吡啶阳性对照组。橙皮苷也抑制了 MPO 活性增加，但未达到阳性对照值。橙皮苷还可显著降低促炎症细胞因子 IL-6 的水平，并呈剂量依赖性[31]。

Kolaviron 是一种双黄酮，在 DDS 诱导的 Wistar 大鼠结肠炎中，Kolaviron 显著升高 GSH 水平，逆转 DSS 诱导的 MDA 水平升高，降低 NO 浓度、MPO 活性以及 IL-1β 和 TNF 水平。这项研究表明，Kolaviron 的抗结肠炎作用与其抗炎和抗氧化特性有关[32]。

4. 黄烷醇对 IBD 的调节作用

在急性结肠炎模型中，在 TNBS 诱导结肠炎前 2d、TNBS 诱导结肠炎前 2h 以及诱导结肠炎后 24h，口服 (-)- 表儿茶素（5mg/kg、10mg/kg、25mg/kg 和 50mg/kg）。在慢性复发性结肠炎模型中，分别给予 10mg/kg 和 50mg/kg 的 (-)- 表儿茶素。两种剂量的 (-)- 表儿茶素都能有效地减轻结肠病变程度，并且组织形态结构更接近正常结肠。此外，(-)- 表儿茶素导致 COX-2 表达显著降低以及表皮细胞生长因子（EGF）和增殖细胞核抗原（PCNA）水平升高。与急性模型一样，在慢性模型中 (-)- 表儿茶素促进 GSH 水平显著升高。这些结果证明 (-)- 表儿茶素通过调节某些促炎症细胞因子，减轻急、慢性结肠炎病变的严重程度。另一项针对 (-)- 表儿茶素（100mg/kg、200mg/kg 和 300mg/kg）的研究表明，该化合物能够抑制 DSS 诱导结肠炎的氧化损伤，同时抑制与 NF-κB 相关的炎症细胞因子产生，增加结肠组织中 SOD、GSH-Px 和过氧化氢酶活性，降低 MPO、MDA、NO、IL-6 和 TNF 的浓度[33]。

向 TNBS 诱导结肠炎的 SD 大鼠注射儿茶素 -7-O-β-D- 吡喃葡萄糖苷（CGP）（1mg/kg、2mg/kg、5mg/kg 或 10mg/kg）。大鼠在 DAI 评分、体重和其他结肠炎宏观症状方面得到积极改善。CGP 能够抑制 TNBS 诱导的 iNOS、COX-2、TNF 以及 MDA 水平增加。CGP 能显著抑制炎症结肠组织中 IL-1β、TNF、ICAM-1、MCP-1 和 iNOS 的表达。此外，CGP 降低了 p38 激酶的磷酸化水平，抑制了 DNA 与 NF-κB 的结合以及 IkB-α 的磷酸化程度[34]。

EGCG 是最常见的黄烷醇衍生物之一。研究证实 EGCG（30mg/kg）对 TNBS 诱导的 SD 大鼠急性结肠炎具有显著治疗作用，能够抑制 MPO 活性，增加 SOD 水平，减少氧自由基的产生。同样，在使用乙酸诱导结肠炎的 SD 大鼠模型中，EGCG（50mg/kg）显著提高 SOD 水平，降低 TNF 和 IFN-γ 水平。免疫组化染色显示，EGCG 处理组 NF-κB 染色降低。使用 TNBS 诱导 C57BL/6 小鼠结肠炎，EGCG（10mg/kg）每天腹腔注射两次，能够显著降低 MPO 活性以及 NF-κB 和 AP-1 的 DNA 结合活性，但不影响血浆中 IL-6、IL-10、TNF 和角质形成细胞衍生趋化因子水平升高。研究人员还研究了口服 EGCG（50mg/kg 体重）对 DSS 诱导小鼠结肠炎的影响，再次观察到 EGCG 能够抑制 MPO 活性，证明 EGCG 确实能够改善肠道炎症。另一项工作研究了 EGCG 和过氧乙酰化 (-)- 表没食子儿茶素 -3- 没食子酸酯（AcEGCG）经口给予 DSS 处理 ICR 小鼠的效果。合成 AcEGCG 是为了提高 EGCG 的生物利用度、稳定性和抗癌活性。与 EGCG 相比，AcEGCG 对结肠长度和总炎症评分有显著影响。AcEGCG 明显降低了 DSS 诱导的 iNOS 和 COX-2 表达水平增加，也降低了 DSS 诱导的 TNF 和 IL-6 水平升高，但没有观察到 IL-1β 水平的显著抑制。该研究证实 AcEGCG 可降低 PI3K/Akt 磷酸化，抑制 DSS 诱导的 NF-κB-DNA 结合活性以及 p65/RelA 磷酸化。此外，AcEGCG 导致结肠组织中核因子 E2 相关因子 2（Nrf2）活化和核移位增加。这些结果证实了 AcEGCG 在 Nrf2 乙酰化和 ERK（p44/42）磷酸化中发挥作用。总之，AcEGCG 明显比 EGCG 具有更好的抗肠炎效果，证明过氧乙酰化是有利的结构改造。为了提高 EGCG 的生物利用度，研究人员将胡椒碱与 EGCG 联合应用。同时给予 EGCG（6.9mg/kg）和胡椒碱（2.9mg/kg）治疗 DSS 诱导的 C57BL/6 小鼠慢性结肠炎。与单独应用 ECGC 相比，联合用药可使小鼠体重增加 20%，改善结肠缩短。结肠炎中溃疡、上皮损伤、轻度炎症浸润和水肿也明显减少。与对照组相比，这种联合给药也能显著降低 MDA 水平和 MPO 活性。上述结果表明，通过与胡椒碱的联合用药，可显著提高 EGCG 的抗结肠炎效果[35-36]。

5. 二氢黄酮醇对 IBD 的调节作用

在 DSS 诱导的 C57BL/6 小鼠急性结肠炎模型中，每日腹腔注射落新妇苷（25mg/kg 和 50mg/kg）能够明显改善体重下降、DAI 评分以及炎症程度。在结肠炎小鼠脾脏，落新妇苷抑制 IL-1β 和 IL-12p40 分泌，提高 IL-10 和 TGF-β 水平。落新妇苷（10 ～ 160μg/mL）在体外也表现出抗炎作用，能够直接刺激 IL-10 和 TGF-β 分泌，抑制 IL-1β 和 IL-12p40 分泌，证实了体内实验结果[37]。

6. 异黄酮对 IBD 的调节作用

研究人员给 C57BL/6 小鼠服用异黄酮黄豆苷元（DRIA）（100mg/kg），然后用 DSS 诱导结肠炎。DRIA 减少了小鼠肠道隐窝损伤、炎症严重程度、损伤面积比例。治疗结束时，使用抗 CD3 抗体（模拟对 T 细胞的抗原刺激）、LPS（激活 TLR4）或 Pam3CSK4（激活 TLR2）刺激肠道，分离肠系膜淋巴结评估细胞因子产生。经 DRIA 治疗后，尽管使用了刺激剂，但 IFN-γ、IL-12p40 和 IL-6 的产生减少，IL-10 水平升高。为了进一步研究抗原呈递细胞（APC）在 IBD 中的作用，研究人员检测了 APC 的激活状态。他们测量了 CD80 和 CD86 以及 CD11b$^+$ 在巨噬细胞表面的表达情况。DRIA 抑制了巨噬细胞活化，说明 DRIA 通过调节 APC 的细胞活化来抑制结肠炎症。总之，口服 DRIA 可以抑制促炎症细胞因子的产生，这与 T 细胞和 APC 产生 IL-10 有关。TNBS 诱发结肠炎后给 Wistar 大鼠口服染料木黄酮（100mg/kg），大鼠结肠重量及 PCNA 表达无影响。与 TNBS 未处理的动物相比，染料木素处理组 MPO 活性显著降低，COX 过度表达程度降低。光甘草定是一种天然存在于甘草中的类黄酮。在许多国家，它被用作非糖甜味剂和传统药物。在 DSS 诱导的结肠炎 BALB/c 小鼠模型中，光甘草定（10mg/kg 和 50mg/kg）能够缓解小鼠体重减轻，降低 DAI 评分，减少浸润细胞数量，减轻黏膜损伤程度和水肿程度。与染料木黄酮一样，光甘草定减少了 NO、PGE2、iNOS 以及 COX-2 的产生，并显著降低 MPO 活性。光甘草定（50mg/kg）也能降低 IL-6、TNF、ICAM-1 表达水平[38-39]。

7. 原花青素对 IBD 的调节作用

在复发性结肠炎研究中，Wistar 大鼠禁食 48h 后，注射 TNBS。在首次诱导后 16d，再给予一次 TNBS。葡萄籽原花青素（GSPE）（200mg/kg）在最后一次结肠炎诱导后 24h 开始灌胃给药，持续 7d。研究人员还建立了急性结肠炎模型，大鼠禁食 48h 后，注入 TNBS。通过比较复发性和急性两种结肠炎的诱导结果，研究人员发现，第一种模型的结肠损伤和炎症比第二种模型严重得多。当给予 GSPE 时，结肠炎症状缓解明显。GSPE 能显著降低结肠组织损伤的严重程度（炎症通过黏膜和黏膜下层扩展）。有趣的是，GSPE 能显著抑制复发性结肠炎大鼠血清和结肠组织中 MDA 生成，缓解 GSH-Px 及 SOD 损失，降低 iNOS 和 MPO 活性及 NO 水平[40]。

8. 黄酮木脂素对 IBD 的调节作用

有人研究了水飞蓟素（66.5mg/kg、100mg/kg、150mg/kg）和熊脱氧胆酸（UDCA）（10mg/kg）单独和联合用药对 IBD 抗炎活性的影响。UDCA 是一种次级胆汁酸，是肠道细菌对初级胆汁酸代谢的副产物，它对高尔基体的裂解有抑制作用。高尔基体碎裂是溃疡性结肠炎患者活检中发现的一个常见特征。研究人员观察到，当联合应用 UDCA 和水飞蓟素时，TNBS 引起结肠炎相关症状中溃疡、增厚、纤维化、粘连、跨壁炎症和坏死得到改善。然而，单独使用水飞蓟素时，这种改善并不明显。因此，水飞蓟素和 UDCA 在抗结肠炎功效方面表现出协同作用[41]。

参考文献

［1］ Gonçalves P, Magro F, Martel F. Metabolic inflammation in inflammatory bowel disease: Crosstalk between adipose tissue and bowel. Inflamm. Bowel Dis. 2015, 21(2): 453-467.

［2］ Balmus IM, Ciobica A, Trifan A, et al. The implications of oxidative stress and antioxidant therapies in Inflammatory Bowel Disease: Clinical aspects and animal models. Saudi J Gastroenterol. 2016, 22(1): 3-17.

［3］ Martin DA, Bolling BW. A review of the efficacy of dietary polyphenols in experimental models of inflammatory bowel diseases. Food Funct. 2015, 6(6): 1773-1786.

［4］ Lopez-Posadas R, Ballester I, Mascaraque C, et al. Flavonoids exert distinct modulatory actions on cyclooxygenase 2 and NF-kappaB in an intestinal epithelial cell line (IEC18). Br J Pharmacol. 2010, 160(7): 1714-1726.

［5］ Wang D, Dubois RN. The role of COX-2 in intestinal inflammation and colorectal cancer. Oncogene. 2010, 29(6): 781-788.

［6］ Pallio G, Bitto A, Pizzino G, et al. Use of a balanced dual cyclooxygenase-1/2 and 5-lypoxygenase inhibitor in experimental colitis. Eur JPharmacol. 2016, 789(Supplement C): 152-162.

［7］ Kumar S, Pandey AK. Chemistry and biological activities of flavonoids: An overview. Scientific World Journal. 2013: 1-16.

［8］ Thilakarathna SH, Rupasinghe HPV. Flavonoid bioavailability and attempts for bioavailability enhancement. Nutrients. 2013, 5(9): 3367-3387.

［9］ Chen Z, Zheng S, Li L, et al. Metabolism of flavonoids in human: A comprehensive review. Curr Drug Metab. 2014, 15(1): 48-61.

［10］ Ferrari D, Speciale A, Cristani M, et al. Cyanidin-3-O-glucoside inhibits NF-kB signalling in intestinal epithelial cells exposed to TNF-α and exerts protective effects via Nrf2 pathway activation. Toxicol Lett. 2016, 264: 51-58.

［11］ Dou W, Zhang J, Zhang E, et al. Chrysin ameliorates chemically induced colitis in the mouse through modulation of a PXR/NFkappaB signalling pathway. Journal of Pharmacology and Experimental Therapeutics. 2013, 345(3): 473-482.

［12］ Marquez-Flores YK, Villegas I, Cardeno A, et al. Apigenin supplementation protects the development of dextran sulfate sodium-induced murine experimental colitis by inhibiting canonical and noncanonical inflammasome signalling pathways. J Nutr Biochem. 2016, 30: 143-152.

［13］ Karrasch T, Kim JS, Jang, BI, et al. The flavonoid luteolin worsens chemical-induced colitis in NFkappaB(EGFP) transgenic mice through blockade of NF-kappaB-dependent protective molecules. PloS one. 2007, 2(7): e596.

［14］ Li Y, Shen L, Luo H. Luteolin ameliorates dextran sulfate sodium-induced colitis in mice possibly through activation of the Nrf2 signalling pathway. Int. Immunipharmacol. 2016, 40: 24-31.

［15］ Seito LN, Sforcin JM, Bastos JK, et al. Zeyheria montana Mart. (Bignoniaceae) as source of antioxidant and immunomodulatory compounds with beneficial effects on intestinal inflammation. J Pharm Pharmacol. 2015, 67(4): 597-604.

［16］ Galvez J, Coelho G, Crespo ME, et al. Intestinal anti-inflammatory activity of morin on chronic experimental colitis in the rat. Aliment Pharmacol Ther. 2001, 15(12): 2027-2039.

［17］ Villegas I, La Casa C, Orjales A, et al. Effects of dosmalfate, a new cytoprotective agent, on acute and chronic trinitrobenzene sulphonic acid-induced colitis in rats. Eur J Pharmacol. 2003, 460(2-3): 209-218.

［18］ Gao Y, Huang Y, Zhao Y, et al. LL202 protects against dextran sulfate sodium-induced experimental colitis in mice by inhibiting MAPK/AP-1 signalling. Oncotarget. 2016, 7(39): 63981-63994.

［19］ Sun A, Ren G, Deng C, et al. C-glycosyl flavonoid orientin improves chemically induced inflammatory bowel disease in mice. J Funct Foods. 2016, 21: 418-430.

［20］ Eun SH, Woo JT, Kim DH. Tangeretin inhibits IL-12 expression and NF-kappaB activation in dendritic cells and attenuates colitis in mice. Planta Med. 2017, 83(6): 527-533.

［21］ Sakthivel KM, Guruvayoorappan C. Amentoflavone inhibits iNOS, COX-2 expression and modulates cytokine profile, NF-kappaB signal transduction pathways in rats with ulcerative colitis. Int Immunipharmacol. 2013, 17(3): 907-916.

［22］ Dodda D, Chhajed R, Mishra J. Protective effect of quercetin against acetic acid induced inflammatory bowel disease (IBD) like symptoms in rats: Possible morphological and biochemical alterations. PharmacolRep. 2014, 66(1): 169-173.

［23］ Dou W, Zhang J, Li H, et al. Plant flavonol isorhamnetin attenuates chemically induced inflammatory bowel disease via a PXR-dependent pathway. J NutrBiochem. 2014, 25(9): 923-933.

［24］ Zhao J, Hong T, Dong M, et al. Protective effect of myricetin in dextran sulphate sodium-induced murine ulcerative colitis. Mol Med Rep. 2013, 7(2): 565-570.

［25］ Sahu BD, Kumar JM, Sistla R. Fisetin, a dietary flavonoid, ameliorates experimental colitis in mice: Relevance of NF-kB signalling. JNutrBiochem. 2016, 28: 171-182.

［26］ Cibicek N, Roubalova L, Vrba J, et al. Protective effect of isoquercitrin against acute dextran sulfate sodium-induced rat colitis depends on the severity of tissue damage. Pharmacol Rep. 2016, 68(6): 1197-1204.

［27］ Schwanke RC, Marcon R, Meotti FC, et al. Oral administration of the flavonoid myricitrin prevents dextran sulfate sodium-induced experimental colitis in mice through modulation of PI3K/Akt signalling pathway. Mol Nutr Food Res. 2013, 57(11): 1938-1949.

［28］ Sotnikova R, Nosalova V, Navarova J. Efficacy of quercetin derivatives in prevention of ulcerative colitis in rats. Interdiscip Toxicol. 2013, 6(1): 9-12.

［29］ Al-RejaieSS, Abuohashish HM, Al-Enazi MM, et al. Protective effect of naringenin on acetic acid-induced ulcerative colitis in rats. World J Gastroenterol. 2013, 19(34): 5633-5644.

［30］ Kumar VS, Rajmane AR, Adil M, et al. Naringin ameliorates acetic acid induced colitis through modulation of endogenous oxidonitrosative balance and DNA damage in rats. J Biomed Res. 2014, 28(2): 132-145.

［31］ Xu L, Yang ZL, Li P, et al. Modulating effect of Hesperidin on experimental murine colitis induced by dextran sulfate sodium. Phytomedicine. 2009, 16(10): 989-995.

［32］ Farombi EO, Adedara IA, Ajayi BO, et al. Kolaviron, a natural antioxidant and antiinflammatory phytochemical prevents dextran sulphate sodium-induced colitis in rats. Basic Clin Pharmacol Toxicol. 2013, 113(1): 49-55.

［33］ Vasconcelos PC, Seito LN, Di Stasi LC, et al. Epicatechin used in the treatment of intestinal inflammatory disease: an analysis by experimental models. Evid Based Complement Alternat Med. 2012, 2012:508902.

［34］ Zhang H, Deng A, Zhang Z, et al. The protective effect of epicatechin on experimental ulcerative colitis in mice is mediated by increasing antioxidation and by the inhibition of NFkappaB pathway. Pharmacol Rep. 2016, 68(3): 514-520.

［35］ Kook SH, Choi KC, Cho SW, et al. Catechin-7-O-beta-D-glucopyranoside isolated from the seed of Phaseolus calcaratus Roxburgh ameliorates experimental colitis in rats. Int Immunipharmacol. 2015, 29(2): 521-527.

［36］ Yeoh BS, Aguilera OlveraR, Singh V, et al. Epigallocatechin-3-gallate inhibition of myeloperoxidase and its counter-regulation by dietary iron and lipocalin 2 in murine model of gut inflammation. AmJPathol. 2016, 186(4): 912-926.

［37］ Ding Y, Liang Y, Deng B, et al. Induction of TGF-beta and IL-10 production in dendritic cells using astilbin to inhibit dextran sulfate sodium-induced colitis. Biochem Biophys Res Commun. 2014, 446(2): 529-534.

[38] Seibel J, Molzberger AF, Hertrampf T, et al. Oral treatment with genistein reduces the expression of molecular and biochemical markers of inflammation in a rat model of chronic TNBS-induced colitis. Eur J Nutr. 2009, 48(4): 213-220.

[39] Kwon HS, Oh SM, Kim JK. Glabridin, a functional compound of liquorice, attenuates colonic inflammation in mice with dextran sulphate sodium-induced colitis. ClinExpImmunol. 2008, 151(1): 165-173.

[40] Wang YH, Yang XL, Wang L, et al. Effects of proanthocyanidins from grape seed on treatment of recurrent ulcerative colitis in rats. Can J Physiol Pharmacol. 2010, 88(9): 888-898.

[41] Esmaily H, Vaziri-Bami A, Miroliaee AE, et al. The correlation between NF-kappaB inhibition and disease activity by coadministration of silibinin and ursodeoxycholic acid in experimental colitis. Fundam Clin Pharmacol. 2011, 25(6): 723-733.

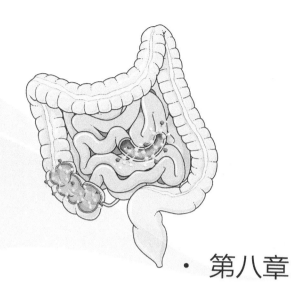

· 第八章 ·

类黄酮与肠道微生态

在人类胃肠道中，有一千多种微生物。作为真核生物和原核生物的代表，厚壁菌、拟杆菌、放线杆菌和变形杆菌等，构成了微生物群的永久或临时组成部分。在这些微生物中，有共生的和共栖的微生物，也有致病微生物。肠道微生物参与产生短链脂肪酸（SCFAs）和支链脂肪酸（BCFAs），这是肠道细胞所需的重要营养物质。短链脂肪酸不仅能促进肠细胞的分裂和分化，还能调节和维持机体的无机盐平衡，促进铁、钙、镁的吸收。微生物发酵过程中的产物可以调节脂质和葡萄糖的代谢。胃肠道的微生物菌群刺激黏液蛋白的合成，可保护生物体免受有毒物质和病原体的侵害。因此，肠道保护功能也与毒素的降解和肠壁的绝缘有关。定植于人类肠道的微生物负责调节免疫系统，并参与维生素（如 B 族和 K）产生。尽管有上述优点，但细菌也可能对健康产生不良影响。异常的微生物菌群可诱发胃肠道肿瘤生长，主要是因为大肠中产生诱变物和致癌物。纤维含量低、蛋白质和脂肪含量高的食物或高度加工的食物可干扰微生物群。此外，服用抗生素、化疗药物、非甾体抗炎药、质子泵抑制剂、抗肿瘤药物和兴奋剂等药物、压力、感染都会影响微生物菌群。此外，最近的研究表明，肠道微生物菌群与中枢神经系统之间存在联系，而中枢神经系统紊乱可能导致精神疾病，例如抑郁症。胃肠道的失调也会引发代谢紊乱，并对肥胖、心脏病和 2 型糖尿病产生影响[1-2]。

类黄酮作为存在于植物中的次生代谢物，虽然不是人类生长或发育所必须营养素，但它们能够调节多个器官和系统的功能。消化道是类黄酮的主要作用部位，在此部位它们与肠道微生物菌群相遇并相互作用。与人类一样，大多数细菌代谢不需要类黄酮，但此类化合物可以作为肠道菌群的底物。事实上，一些类黄酮具有抗菌作用。富含类黄酮的饮食可导致肠道微生物菌群定性和定量变化，从而间接影响人体健康。另一方面，肠道微生物菌群可分解利用类黄酮，从而调节化合物的生物活性。本章主要论述类黄酮在肠道微生物菌群与肠道健康方面的作用与机制[3]。

第一节　肠道微生物菌群的影响因素

刚出生的新生儿是无菌的，随后微生物逐渐定植人体，在大约 4 岁的时候，儿童的微生物菌群已经像成年人一样，并将在一生中根据环境及生活方式持续地平衡和波动。肠道微生物菌群是指存在于动物（包括人类）消化道中的一组微生物，可对宿主的局部和全身健康产生影响。

一、影响肠道微生物菌群的不良因素

虽然抗生素治疗细菌性疾病是人类医学发展中的重大进步，但应用抗生素要审慎和科学，因为抗生素滥用导致的肠道微生物菌群破坏以及生态环境连锁性危害目前已经显现。小鼠和人类研究表明，生命早期的微生物失调可能通过表观遗传改变影响健康。例如，将出生后接受低剂量青霉素治疗小鼠的微生物群转移到无菌小鼠身上，观察到抗生素改变的微生物群通过增加脂肪基因的表达诱发小鼠肥胖（脂肪和总质量增加）。当微生物菌群来自未治疗的对照组时，则没有这种现象。因此，早期接触抗生素对肠道微生物菌群产生的不良影响，足以诱发后期肥胖，表明审慎应用抗生素十分必要[4]。

一项针对产前使用抗生素对足月婴儿肠道微生物菌群影响的研究表明，细菌多样性总体上受抗生素暴露的负面影响，特别是拟杆菌属和副杆菌属会减少，而肠球菌和梭状芽孢杆菌在 3 个月和 12 个月时显著增加。这项研究强调早期生命暴露抗生素对肠道微生物菌群及生命后期健康的影响。对应用阿莫西林和万古霉素对糖尿病伴肥胖患者影响的研究表明，万古霉素明显减少肠道细菌的多样性，尤其是厚壁菌、变形杆菌、肠球菌等都有所增加。这些变化在万古霉素治疗停止 8 周后仍然存在。相比之下，使用阿莫西林没有出现相应影响，许多生理指标如胰岛素敏感性、能量代谢、炎症、肥胖等均未发现变化。因此，与啮齿动物相比，人类对抗生素介导的微生物菌群改变的反应不同[5]。

压力是影响大多数成年人的一种普遍因素。研究表明，除了许多其他机制外，慢性甚至急性压力会通过改变肠道微生物菌群，从而对健康产生严重影响。这些发现已经在社会压力动物模型中得到体现。例如，叙利亚仓鼠在急性或反复的社会对抗中（当一种动物靠近另一种动物时，另一种动物占主导地位），其肠道微生物菌群会发生变化。微生物菌群不仅仅是应激的被动靶点，还可以影响动物对应激的反应。在人类中，母亲的产前压力也与婴儿微生物菌群的改变有关，这种改变可以持续到成年期。此外，抑郁症也与人类和大鼠的细菌组成改变有关，而益生菌可以发挥抗抑郁作用[6]。

炎症与许多急性和慢性疾病有关。证据表明，健康的肠道微生物菌群可能对炎症相关疾病产生抗炎作用，如银屑病关节炎、代谢综合征、克罗恩病（如回肠炎、骨关节炎和非酒精性肝病等）。此外，微生物菌群对睡眠剥夺、性别和绝经状态非常敏感。

二、维持或恢复健康肠道微生物菌群的因素

维护和恢复多样化的细菌群可以通过不同的机制实现。微生物组成受膳食成分的影响，尤其是水果、蔬菜和谷类等植物性食品中的生物活性成分。研究表明，水果和蔬菜对超重或肥胖的成年人产生微生物菌群介导的健康影响。在儿童和肝硬化患者中，食用较多的水果、蔬菜和谷物对微生物多样性具有积极作用。地中海饮食通常与微生物菌群多样性相关，而西方饮食则相反。微生物菌群可获得的碳水化合物或纤维、酚类化合物，特别是类黄酮是与健康相关的植物化学物质。因此，有人提出，应针对富含类黄酮的食物进行膳食强化以促进微生物菌群的多样性[7]。

运动能减少抗高脂饮食（HFD）诱导的健康小鼠和糖尿病小鼠的肠道细菌多样性。在一项关于类黄酮对不同体力活动人群影响的研究中，与久坐的受试者相比，剧烈运动和步行会显著增加类黄酮的血浆浓度。这项研究提供了类黄酮的药代动力学特征与体力活动相关的证据。体力活动是一个影响肠道菌群组成的重要调节因素，能够克服饮食习惯、体重、肥胖、血压和其他有害因素的影响。虽然运动会影响微生物菌群，但是微生物菌群可能通过增强心肺功能及缓解健康成年人和乳腺癌幸存者的疲劳来改善身体状况。总之，类黄酮物质 -

运动 - 微生物菌群的相互依赖关系似乎非常复杂[8]。

通过粪便微生物移植（FMTs）可以针对性地实现肠道微生物菌群正常化。对抗生素相关微生物多样性较低的肝硬化患者，采用单一供者毛螺菌科 / 瘤胃球菌科富集样本进行 FMTs。单次 FMTs 后，细菌多样性得以成功恢复，肠道短链脂肪酸产量增加。另有报道称，FMTs 可用于治疗艰难梭菌感染。此外，FMTs 对饮食诱导的脂肪性肝炎、抗生素和化疗引起的生态失调、胰岛素抵抗、自闭症谱系障碍和其他病症也有积极作用。上述证据表明，肠道微生物菌群的作用远远超出了胃肠道健康的范围，其免疫调节作用可以逆转其他慢性疾病。因此，尽管仍需进一步分析，但使用 FMTs 来治疗微生物菌群失调的疾病是一个值得考虑的方法[9]。

第二节　膳食类黄酮对肠道微生物菌群的影响

一、茶叶类黄酮

茶叶消费量仅次于咖啡，成为全球第二大消费饮料。饮茶对人体健康的有益作用已被充分研究和证实，其中大部分归因于其类黄酮成分。未加工的茶叶富含黄烷 -3- 醇，而红茶富含茶黄素和茶红素，这是由发酵过程中儿茶素氧化形成的聚合物。乌龙茶富含表没食子儿茶素没食子酸酯（EGCG），这是 (-)- 表没食子儿茶素 3-O-（3-O- 甲基）- 没食子酸酯（EGCG3″Me）的主要来源。据报道，该化合物具有抗肥胖、抑制消化酶、维持肥胖小鼠肠道微生物菌群正常生长等作用[10]。

给小鼠投喂添加乌龙茶衍生酚的高脂肪饮食持续 4 周，肠道拟杆菌与厚壁菌的比率显著增加。粪杆菌（主要的丁酸盐产生菌）、瘤胃杆菌和毛螺菌的数量急剧减少，而拟杆菌和普雷沃菌数量增加。在另一项研究中，没食子儿茶素没食子酸酯（GCG）、EGCG 和 EGCG3"Me 在体外发酵 24h 后，能够促进乳酸杆菌 - 肠球菌群和双歧杆菌逐渐生长，期间可检测到短链脂肪酸（SCFAs）（甲酸、乙酸和丙酸）产生。红茶茶黄素能够刺激植物乳杆菌 299v 和枯草芽孢杆菌生长，同时其代谢产物没食子酸和邻苯三酚是微生物菌群相关健康效应的关键物质。喝茶对肠道微生物菌群的影响已被证明超出了肠道本身，扩展到其他组织和器官。补充绿茶提取物对紫外线诱导的小鼠应激损伤具有显著的保护作用[11]。

二、葡萄酒类黄酮

红酒可以预防心血管疾病（CVD）、肥胖相关的代谢紊乱和神经退行性变性疾病。法国悖论似乎成了最具有说服力的证据，法国的红葡萄酒高消费与其低心血管疾病率有关。红酒中高浓度的酚类化合物（900～1400mg/L）被认为是造成法国悖论的主要原因。红酒中的主要成分是花青素（占总酚的70%）、二苯乙烯（顺式和反式白藜芦醇）、羟基苯甲酸（没食子酸和原儿茶酸）、黄烷-3-醇（儿茶素和表儿茶素）和黄酮醇（槲皮素）。摄入无酒精红葡萄酒与双歧杆菌、肠球菌属、普雷沃菌、类球布劳特氏菌属-直肠真杆菌群、单形拟杆菌属和迟缓埃格特菌属的增加有关，但不会改变乳酸杆菌生长。单独服用红酒中的类黄酮会对肠道微生物菌群产生不同影响。例如，白藜芦醇可以促进双歧杆菌和乳酸杆菌的生长，而原花青素可以促进双歧杆菌的生长。一些花青素如芍药苷可刺激双歧杆菌、青春期双歧杆菌、婴儿双歧杆菌和嗜酸乳杆菌的生长，同时抑制伤寒沙门氏菌和金黄色链球菌的生长。花青素还通过促进乳酸杆菌生长，降低溶血性梭状芽孢杆菌增殖[12]。

针对红葡萄酒、白葡萄酒以及饮酒方式体外影响细菌种群的研究表明，与白葡萄酒相比，红葡萄酒对肠球菌和肠杆菌的抑制作用更高。较高葡萄酒摄入量并不直接相关于类黄酮的高利用及微生物菌群的更多改善，而且在餐后饮用总体上会产生更好的效果[13]。

三、橙子类黄酮

橙子是全世界食用量最大的柑橘类水果之一。新橙皮苷、柚皮苷和新圣草次苷是橙子苦味的来源，而橙皮苷、芸香柚皮苷和香蜂草苷则无苦味。鲜橙果实中黄烷酮的总含量约为442mg/L，其中橙皮苷是最丰富的成分（占总酚的80%）。研究证实，黄烷酮（如橙皮苷和柚皮素）分别被细菌酶代谢为3-(3′-羟基-4′-甲氧基苯基)-丙酸和3-苯丙酸。一项利用人体肠道生态系统模拟器（SHIME）的体外研究显示，新鲜橙汁对乳酸杆菌属、肠球菌属、双歧杆菌属和梭状芽孢杆菌属的生长有积极影响，而对肠杆菌属具有抑制作用。另一方面，在同一实验期间，巴氏杀菌的橙汁能够显著刺激乳酸菌生长，并减少肠杆菌数量[14]。

另一项研究发现，每天喝橙汁（300mL）对健康成年女性志愿者的肠道细菌有显著影响，其中乳酸杆菌属、双歧杆菌属和粪便厌氧菌总数在治疗后有所增加。由于橙子常被榨成果汁食用，加工过程被认为是一个重要影响因素，可以改变橙子中类黄酮（主要是橙皮苷和柚皮苷）的生物利用率、代谢以及对肠道细菌的相关影响[15]。

四、芒果类黄酮

芒果是一种广受欢迎的热带水果。对芒果果肉进行体外发酵（使用粪便接种物）可以发现，芒果类黄酮在 10h 内被细菌代谢，主要代谢物为 3-(4- 羟基苯基) 丙酸、4- 羟基苯乙酸，它们分别来自儿茶素和阿魏酸。一项对炎性肠病患者的研究表明，食用芒果 8 周后，多种炎症标志物浓度下降，这种效果伴随着多种乳酸菌数量的增加。使用结肠 TIM-2 模拟器评估预消化芒果皮对微生物菌群组成的影响，结果发现丁酸盐显著增加，这可能与双歧杆菌（24h 后最丰富的菌种）和乳酸杆菌、毛螺菌、乳球菌（72h 后）增加有关[16]。

五、浆果类黄酮

浆果富含花青素、黄烷 -3- 醇和黄酮醇，故具有很强的抗氧化性。蓝莓、黑莓、黑 / 红覆盆子、蔓越莓、接骨木和草莓是人们最常食用的浆果。其中，接骨木的花青素含量最高（791mg/g，鲜重），其次是蓝莓（495mg/g，鲜重）。高脂饮食诱导的 C57BL/6 肥胖小鼠服用蓝莓提取物 12 周，可增加小鼠肠道双歧杆菌、脱硫弧菌、幽门螺杆菌和曲螺旋体数量，减少产液阿德勒克罗伊茨菌和普雷沃菌属数量，这可能与浆果对某些病原体的抗菌活性有关。有学者提出，每种浆果都会对肠道微生物菌群产生特定的影响，这可能与每种水果中类黄酮成分差异有关。例如，花青素能刺激乳酸杆菌，而安石榴苷可刺激戈登菌。此外，特定的类黄酮在结肠的不同部分（升结肠、横结肠或远结肠）进行代谢，而暴露时间也影响类黄酮与细菌的相互作用。野生树莓含有的天竺葵素 -3-O- 葡萄糖苷被证明可增加普雷沃菌和拟杆菌 - 厚壁菌的比率[17]。

六、类黄酮对肠道菌群的负面影响

虽然类黄酮对肠道菌群组成具有积极作用，但是其对细菌生长的影响取决于剂量、结构以及细菌种类。由于细胞壁结构的差异，革兰氏阴性菌比革兰氏阳性菌对类黄酮更具抵抗力。抗菌作用与多种机制有关，例如细胞壁损伤、

H_2O_2 生成或细胞膜通透性改变。有研究人员评估了槲皮素对肠道共生细菌的影响，如高氏瘤胃球菌、链状双歧杆菌和粪球菌。研究结果表明，槲皮素对高氏瘤胃球菌的生长没有影响，但对粪球菌的生长有轻微的抑制作用。另有研究表明，类黄酮苷元（柚皮素、橙皮素、槲皮素和儿茶素）和糖苷（柚皮素、橙皮苷和芦丁）对肠道微生物菌群具有负面影响，这些微生物菌群由拟杆菌、乳酸杆菌属、肠球菌属、链状双歧杆菌、高氏瘤胃球菌、大肠埃希菌组成。这项实验中，除槲皮素浓度为 $4\mu g/mL$、$20\mu g/mL$ 和 $50\mu g/mL$，其他类黄酮在培养基中浓度均为 $20\mu g/mL$、$100\mu g/mL$ 和 $250\mu g/mL$。结果表明，所有类黄酮苷元均具有一定的抑菌作用，程度取决于其在微生物培养基中的浓度。类黄酮糖苷对肠道菌群几乎没有影响，只有链状双歧杆菌的生长略有放缓，而粪肠球菌的生长受较高浓度儿茶素的影响[18]。

第三节 类黄酮－肠道菌群与疾病干预

肠道菌群不仅参与宿主的物质代谢和能量代谢，而且与人体健康关系密切。肠道菌群紊乱可以诱发多种疾病，例如肥胖、2 型糖尿病、肠道疾病及心血管疾病等，甚至肠道菌群的失衡还与阿尔茨海默病、抑郁症等神经系统疾病相关。随着研究的不断深入，大量试验证明类黄酮能通过调节肠道菌群发挥其抗氧化、降血脂、调血糖、抑炎症等生理功效。

一、类黄酮－肠道菌群与肥胖

目前，肥胖已经成为一个全球性的公共健康问题，尤其是我国肥胖人数已超过 3 亿，居全世界之首。近年来，越来越多的研究表明肠道菌群与肥胖的发生发展有着密切的关联。2004 年首次证实，肠道菌群作为一个"内化的环境因子"，能通过调控基因表达影响脂肪的合成与消耗。之后研究发现，进入血液的肠道病原菌内毒素会引起低度慢性炎症，导致小鼠胰岛素抵抗和肥胖。通过间接信号分子（如短链脂肪酸和胆汁酸），肠道菌群能够影响能量摄入、储存和消耗。因此，异常的肠道菌群可以通过诱发慢性炎症、调控宿主代谢基因以及干扰相关信号分子，促进脂肪合成和抑制脂肪消耗，损伤胰岛素受体和血管，导致肥胖的发生和发展[19]。

近年来，有关类黄酮通过肠道菌群改善肥胖的研究持续开展。研究发现，

(-)- 表没食子儿茶素 3-*O*-(3-*O*- 甲基) 没食子酸酯（EGCG3"Me）能促进高脂膳食诱导的肥胖小鼠肠道中短链脂肪酸的生成，诱导双歧杆菌和乳杆菌 / 肠球菌组增殖，抑制普雷沃氏菌属、溶组织梭状芽孢杆菌和梭状真杆菌的生长，同时 EGCG3"Me 能有效减轻小鼠体重，改善肠道生态紊乱，降低厚壁菌门和拟杆菌门的比例。因此，EGCG3"Me 能通过调节肠道菌群，促进肠道生态平衡并改善宿主肥胖状态。另有研究发现，向高脂肪 / 高蔗糖喂养的 C57BL/6J 肥胖小鼠饮食中添加 0.5% 苹果原花青素，持续 20 周后肥胖小鼠不仅体重和慢性炎症（脂多糖的合成和肠道通透性）减轻了，而且与胰岛素抵抗相关的内源性代谢物水平也有所降低。16S rRNA 分析显示，苹果原花青素能够显著降低厚壁菌门 / 拟杆菌门比例，大幅增大阿克曼氏菌在菌群中的比例，说明苹果原花青素能通过调节肠道菌群和肠道代谢组对超重和代谢综合征产生有益影响[20-21]。

二、类黄酮 - 肠道菌群与 2 型糖尿病

2 型糖尿病（T2DM），也称非胰岛素依赖型糖尿病，发病人数占糖尿病患者 90% 以上。肠道菌群与 T2DM 关系紧密，T2DM 的严重程度与肠道菌群组成和多样性改变（产丁酸盐菌减少、拟杆菌门与厚壁菌门比值升高等）密切相关。针对年龄和体重指数不同的成年男性开展肠道菌群对比研究，16S rRNA 及实时定量 PCR 结果显示，与正常组相比，T2DM 组拟杆菌门细菌数量显著增多，厚壁菌门细菌数量明显减少，血糖浓度与拟杆菌门与厚壁菌门比值及 β-变形菌类高度富集呈显著正相关。同时，失调肠道菌群产生的内毒素可引起炎症反应，导致胰岛 B 细胞功能和糖代谢紊乱。研究发现，调节肠道菌群的组成和抑制炎症是类黄酮改善 T2DM 主要途径。黄酮醇和原花青素是蔓越莓提取物的主要成分，口服糖耐量试验发现，蔓越莓提取物有助于高脂 / 高糖诱导糖尿病小鼠提升胰岛素耐受量，降低胰岛素抵抗。同时，蔓越莓提取物还减轻了肠道炎症和氧化应激，降低了肠道中甘油三酯含量。此外，蔓越莓提取物改善高脂 / 高糖饮食引起的 2 型糖尿病与阿克曼氏菌在肠道菌群中的比例显著增加有关[22-23]。

三、类黄酮 - 肠道菌群与心血管疾病

心血管疾病（CVD）是由心脏及血管病变引起的一系列疾病，包括高血压、冠心病、心律失常和心肌病等。临床试验和流行病学研究表明，肠道菌群

组成的变化与心血管系统的病理有关（如血栓形成），不仅如此肠道菌群代谢产物的变化也被认为是 CVD 发展的主要促成因素[24]。

类黄酮摄入与心血管疾病密切相关。黄酮苷与肠道菌群的相互作用可产生一种新型的微生物转化黄酮，黄酮苷的生物活性和生物利用度有效提高，从而促进黄酮在心血管保护中的充分利用。一方面，由于其亲脂性低，大多数黄酮苷难以转运至靶位，导致黄酮苷在消化道中的吸收不良。然而，在转基因生物转化某些类黄酮后，所产生的类黄酮代谢物显示出比母体类黄酮更大的生物活性。例如，大量流行病学研究表明，大豆异黄酮具有抗癌、抗氧化、抗炎、保护心脑血管、预防骨质疏松等多种生理功能。人类和其他哺乳动物摄入的大豆异黄酮可被微生物降解为二氢黄豆苷元、二氢黄酮素、O- 去甲基血管瘤素、雌三醇和其他代谢物。体内外实验结果表明，大豆异黄酮代谢物比大豆异黄酮具有更高、更广的生物活性[25]。

另一方面，一些类黄酮的体外和体内功效存在显著差异。重要原因之一是体内溶解度低或吸收差，导致生物利用度差。肠道微生物菌群对类黄酮的代谢可以提高其水溶性和生物利用度。例如，芦丁是一种从多种来源获得的类黄酮，可防治毛细血管脆化引起的出血。临床用于高血压的辅助治疗，具有抗毛细血管脆性作用。但芦丁难溶于水和脂肪，口服生物利用度低，限制了其临床应用。芦丁可被肠道微生物菌群水解为槲皮素，最后转化为 3,4- 二羟基苯乙酸，3,4- 二羟基苯乙酸抗血小板活性大于芦丁和槲皮素，并可被血液循环系统吸收。因此，在以芦丁为主要有效成分的药剂中，除了剂型还可以考虑增加芦丁在肠道中的停留时间，会增强芦丁的心血管保护作用[26]。

长期食用富含黄酮的食物可以预防 CVD，例如长期食用槲皮素可以改善db/db 小鼠的高血糖和血脂异常，并降低心血管并发症的风险。在体外模拟人类结肠发现，槲皮素能减少厚壁菌门 / 拟杆菌门的比值。另一项研究发现，槲皮素能调节瘤胃球菌属，而瘤胃球菌产生的丁酸盐可以调节小鼠肝脏昼夜节律，进而影响 CVD 的发展，说明类黄酮能调节核心肠道菌群的组成，并与生物钟相互作用，从而在抑制 CVD 的发展中发挥重要作用[27]。

四、类黄酮 - 肠道菌群与阿尔茨海默病

阿尔茨海默病（AD）是一种典型的神经退行性变性疾病，主要表现为渐进性记忆衰退、认知和语言障碍及人格改变等症状，严重影响患者的社交与生活。临床前和流行病学证据显示，肠道菌群在宿主认知和 AD 发生和发展中发

挥作用。肠道菌群能通过"微生物 - 脑 - 肠轴（脑肠轴）"影响人的认知和行为，肠道菌群中的某些细菌（如枯草芽孢杆菌和大肠埃希菌）可分泌大量的淀粉样蛋白，它很容易通过体循环在大脑中积累，参与调节 AD 发病相关的信号通路。此外，肠道菌群失调会引起肠道和血脑屏障的通透性增加，细菌产生的脂多糖和内毒素会增加炎症细胞因子水平，造成系统性炎症，同时炎症因子从肠道转移到大脑，不仅损害血脑屏障，而且通过启动免疫原反应使神经细胞发生变性，最终导致神经损伤和退化。目前有关类黄酮通过肠道菌群干预 AD 的报道虽然较少，但类黄酮在调节肠道菌群和抑制炎症方面的功效，表明其在预防 AD 和其他神经退行性变性疾病中极具潜力。给雄性 SD 大鼠口服葡萄籽提取物（GSPE，主要成分为儿茶素、表儿茶素及两者的衍生物、原花青素），发现肠道菌群代谢物在阿尔茨海默病淀粉样蛋白寡聚衰减中发挥作用。GSPE 处理显著增加了大鼠脑内 3- 羟基苯甲酸和 3-(3'- 羟基苯基) 丙酸的含量，且两者能够有效地干扰淀粉样蛋白肽（A 羟丙基蛋白）组装成神经毒素 A 聚集体，说明 GSPE 在预防 AD 发生和发展中具有潜在作用[28]。

此外，类黄酮还能够直接发挥神经保护作用（即使到达大脑的浓度相对较低），主要原因是它们能够调节蛋白质和脂质激酶信号通路抑制神经炎症。从食物（可可、浆果和茶）中吸收的类黄酮及其代谢物似乎直接与细胞和分子靶标（例如 ERK 和 PI3- 激酶 /Akt 信号通路）相互作用，以改善神经元连接并增加神经调节蛋白的表达。从机制上讲，膳食摄入类黄酮能够促进外周和脑血管流动以及神经元的存活和分化。越来越多的证据支持富含类黄酮的植物性饮食与衰老认知领域的改善之间存在关联，尤其是在执行功能方面，这是由前额叶提供的高级认知能力[29]。

对富含类黄酮食物的临床前和临床研究表明，较高水平的类黄酮摄入与认知能力改善有关。例如，可可黄烷醇的摄入与更大的脑氧合和在认知挑战期间的更高表现有关，在工作记忆、注意力和处理速度方面具有明显的剂量依赖性改善。一项系统评价得出结论，摄入绿茶及绿茶提取物成分（包括类黄酮、L-茶氨酸和咖啡因）对认知产生积极影响。然而，在临床前实验中，给予绿茶儿茶素（主要是 EGCG）被认为可以改善大鼠的空间认知学习能力（改善参考和工作记忆）。过去几年临床干预研究表明，花青素、黄烷醇和黄烷酮有可能限制或逆转与年龄相关的认知下降[30]。

参考文献

［1］ Zeng H, Umar S, Rust B, et al. Secondary Bile Acids and Short Chain Fatty Acids in the Colon: A Focus on Colonic Microbiome, Cell Proliferation, Inflammation, and Cancer. Int J Mol Sci. 2019, 20(5):1214.

［2］ Mandal P. Molecular mechanistic pathway of colorectal carcinogenesis associated with intestinal microbiota. Anaerobe. 2018, 49: 63-70.

［3］ Bibbò S, Ianiro G, Giorgio V, et al. The role of diet on gut microbiota composition. Eur Rev Med Pharmacol Sci. 2016, 20(22):4742-4749.

［4］ Cox LM, Yamanishi S, Sohn J, et al. Altering the intestinal microbiota during a critical developmental window has lasting metabolic consequences. Cell. 2014, 158(4):705-721.

［5］ Reijnders D, Goossens GH, Hermes GD, et al. Effects of gut microbiota manipulation by antibiotics on host metabolism in obese humans: A randomized double-blind placebo-controlled trial. Cell Metab. 2016, 24(2):341.

［6］ Partrick KA, Chassaing B, Beach LQ, et al. Acute and repeated exposure to social stress reduces gut microbiota diversity in Syrian hamsters. Behav Brain Res. 2018, 345:39-48.

［7］ Ercolini D, Fogliano V. Food design to feed the human gut microbiota. J Agric Food Chem. 2018, 66:3754-3758.

［8］ Durk RP, Castillo E, Márquez-Magaña L, et al. Gut Microbiota Composition Is Related to Cardiorespiratory Fitness in Healthy Young Adults. Int J Sport Nutr Exerc Metab. 2019, 29(3):249-253.

［9］ Kang DW, Adams JB, Coleman DM, et al. Long-term benefit of Microbiota Transfer Therapy on autism symptoms and gut microbiota. Sci Rep. 2019, 9(1):5821.

［10］ Pyrzynska K, Sentkowska A. 5-Herbal beverages as a source of antioxidant phenolics. In: Grumezescu AM, Holban AM, eds. Natural beverages. Cambridge: Academic. 2019:125-142.

［11］ Zhang X, Zhu X, Sun Y, et al. Fermentation in vitro of EGCG, GCG and EGCG3″Me isolated from Oolong tea by human intestinal microbiota. Food Res Int. 2013, 54:1589-1595.

［12］ Tian L, Tan Y, Chen G, et al. Metabolism of anthocyanins and consequent effects on the gut microbiota. Crit Rev Food Sci Nutr. 2019, 59(6):982-991.

［13］ Zhou N, Gu X, Zhuang T, et al. Gut microbiota: A pivotal hub for polyphenols as antidepressants. J Agric Food Chem. 2020, 68(22):6007-6020.

［14］ Duque ALRF, Monteiro M, Adorno MAT, et al. An exploratory study on the infuence of orange juice on gut microbiota using a dynamic colonic model. Food Res Int. 2016, 84:160-169.

［15］ Tomas-Barberan FA, Espin JC. Efect of food structure and processing on (poly)phenol-gut microbiota interactions and the effects on human health. Annu Rev Food Sci Technol. 2019, 10:221-238.

［16］ Pacheco-Ordaz R, Antunes-Ricardo M, Gutierrez-Uribe JA, et al. Intestinal permeability and cellular antioxidant activity of phenolic compounds from mango (Mangifera indica cv. Ataulfo) peels. Int J Mol Sci. 2018, 19:1-15.

[17] de Souza EL, de Albuquerque TMR, Dos Santos AS, et al. Potential interactions among phenolic compounds and probiotics for mutual boosting of their health promoting properties and food functionalities-a review. Crit Rev Food Sci Nutr. 2019, 59:1645-1659.

[18] Siddiqui MW, Ayala-Zavala JF, González-Aguilar G. Plant tissues as a source of nutraceutical compounds: fruit seeds, leaves, fowers, and stems. Plant food by-products. Palm Bay: Apple Academic, 2018:97-148.

[19] Xiong HH, Lin SY, Chen LL, et al. The interaction between flavonoids and intestinal microbes: A review. Foods. 2023, 12(2).

[20] Ferreira YAM, Jamar G, Estadella D, et al. Proanthocyanidins in grape seeds and their role in gut microbiota-white adipose tissue axis. Food Chem. 2023, 404(Pt A):134405.

[21] Rufino AT, Costa VM, Carvalho F, et al. Flavonoids as antiobesity agents: A review. Med Res Rev. 2021, 41(1):556-585.

[22] Peirotén Á, Bravo D, Landete JM. Bacterial metabolism as responsible of beneficial effects of phytoestrogens on human health. Crit Rev Food Sci Nutr. 2020, 60(11):1922-1937.

[23] Fraga CG, Croft KD, Kennedy DO, et al. The effects of polyphenols and other bioactives on human health. Food Funct. 2019, 10(2):514-528.

[24] Dong Y, Wu X, Han L, et al. The potential roles of dietary anthocyanins in inhibiting vascular endothelial cell senescence and preventing cardiovascular diseases. Nutrients. 2022, 14(14).

[25] Naghshi S, Tutunchi H, Yousefi M, et al. Soy isoflavone intake and risk of cardiovascular disease in adults: A systematic review and dose-response meta-analysis of prospective cohort studies. Crit Rev Food Sci Nutr. 2023, 27:1-15.

[26] Ferenczyova K, Kalocayova B, Bartekova M. Potential implications of quercetin and its derivatives in cardioprotection. Int J Mol Sci. 2020, 21(5).

[27] Mirsafaei L, Reiner Ž, Shafabakhsh R, et al. Molecular and biological functions of quercetin as a natural solution for cardiovascular disease prevention and treatment. Plant Foods Hum Nutr. 2020, 75(3):307-315.

[28] Punmiya A, Prabhu A. Structural fingerprinting of pleiotropic flavonoids for multifaceted Alzheimer's disease. Neurochem Int. 2023, 163:105486.

[29] Calderaro A, Patanè GT, Tellone E, et al. The neuroprotective potentiality of flavonoids on alzheimer's disease. Int J Mol Sci. 2022, 23(23).

[30] Chen Y, Peng F, Xing Z, et al. Beneficial effects of natural flavonoids on neuroinflammation. Front Immunol. 2022, 13:1006434.

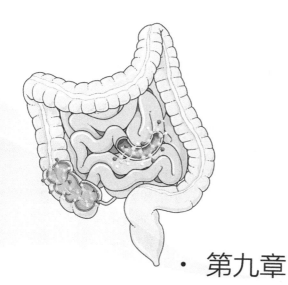

· 第九章 ·

类黄酮与肠道肿瘤

　　结直肠癌（CRC）是导致癌症死亡的第三大原因，是全球最常见的恶性肿瘤之一。饮食成分对降低结直肠癌风险有重要作用。类黄酮是主要的天然多酚化合物，广泛存在于水果、蔬菜及其制品中，例如红酒、咖啡、茶和草药。以往研究表明，类黄酮对癌症、阿尔茨海默病（AD）、动脉粥样硬化等多种疾病具有积极作用。目前，类黄酮已广泛应用于各种食品、药物和化妆品。类黄酮具有改变一些关键细胞酶功能的作用，包括环氧化酶（COX）、黄嘌呤氧化酶（XO）、脂氧化酶或磷脂酰肌醇 -3- 激酶。近年来，有报道称类黄酮的摄入与肠癌患病风险呈负相关。类黄酮具有显著的抗氧化活性，例如干扰或清除致癌物、减少癌细胞增殖、抑制血管生成、诱导癌细胞凋亡等。本章中，我们主要论述类黄酮抑制结直肠癌的体外研究、动物研究以及临床研究结果，从中了解类黄酮与人体肠道健康之间的密切关系以及其广阔的应用前景。

第一节 类黄酮防治结直肠癌的体外及动物研究

一、黄酮防治结直肠癌的体外及动物研究

黄酮有一个非羟基的核心结构，即 2- 苯基苯并吡喃 -4- 酮（2- 苯基 -4H-苯并吡喃 -4- 酮），是重要的紫外线 B（UVB）保护剂和天然农药，主要以糖苷的形式存在。欧芹、母菊、芹菜、红辣椒、薄荷和银杏叶是黄酮化合物的主要来源。在这类化合物中，木犀草素、芹菜素和白杨素与 CRC 相关研究的关注度最高。

研究人员评估了口服木犀草素对偶氮甲烷（AOM）引起的 Balb/c 小鼠结肠癌的功效。木犀草素降低了异常隐窝病灶（ACF）的发生率，通过减少脂质过氧化和羟基自由基表现出抗氧化作用。木犀草素还可以增强抗氧化酶的活性，如超氧化物歧化酶（SOD）、谷胱甘肽过氧化物酶（GPx）、过氧化氢酶（CAT）和谷胱甘肽还原酶（GR），这些酶在结肠癌细胞中通常被抑制。这项研究表明木犀草素是一种潜在的结肠恶性肿瘤化学预防剂。体外研究表明，木犀草素还可通过激活线粒体介导的胱天蛋白酶、丝裂原活化蛋白激酶信号通路和抗氧化途径，诱导人结肠癌细胞凋亡。此外，木犀草素在转录水平上抑制环磷酸腺苷（cAMP）反应元件结合蛋白 1（CREB1）的表达，阻断结直肠癌细胞由上皮向间质过渡。最近的一项体外和体内研究结果表明，钒 - 木犀草素复合物在 HT-29 癌细胞和二甲基肼（DMH）诱发大鼠肠道肿瘤模型中具有促癌细胞凋亡的作用，其机制包括激活肿瘤抑制蛋白 53（p53）、Bcl-2 相关 X 蛋白（Bax）、胱天蛋白酶 -3（caspase-3）以及抑制 B 细胞淋巴瘤 / 白血病 -2（Bcl-2）、血管内皮生长因子（VEGF）、增殖细胞核抗原（PCNA）表达[1]。

另一项研究表明，芹菜素能够抑制 AOM 处理 CF-1 小鼠的 ACF 形成和鸟氨酸脱羧酶（ODC）活性。然而，芹菜素未能抑制突变型腺瘤性结肠息肉病（APC）基因小鼠的腺瘤形成。芹菜素和小麦黄素代谢和组织分布的对比研究结果表明，小麦黄素在血液和组织中分布较高，被认为比芹菜素具有药代动力学优势。黄酮化合物五甲氧基黄酮（PMF）、小麦黄素和芹菜素对 APC$^{Min/+}$ 小鼠腺瘤增殖具有抑制作用。富含芹菜素的饮食对 1, 2-DMH 诱导 Wistar 大鼠 CRC 的功效研究表明，芹菜素在 100mg/（kg·d）剂量下能有效降低结肠黏

膜和粪便样本中 β- 葡萄糖醛酸酶的活性和黏蛋白酶水平，起到预防癌症发生的潜在作用。在 AOM 诱导的大鼠结直肠癌模型中，0.1% 芹菜素饮食减少了 ACF 的形成并促进癌细胞凋亡，但对一氧化氮合酶（iNOS）和 COX-2 表达没有干预作用[2]。

在 DMH 诱导的大鼠结肠癌模型中，木犀草素降低了肿瘤的发病率，降低了脂质过氧化水平，并提高了肝脏和血浆中还原型谷胱甘肽（GSH）、谷胱甘肽 -S- 转移酶（GST）、GPx、GR、SOD、CAT、维生素 E、维生素 C 以及 β- 胡萝卜素水平。一项木犀草素联合阿司匹林治疗 DMH 诱发大鼠结肠癌的研究显示，与单独使用阿司匹林相比，木犀草素联合阿司匹林具有更好的效果，减少了氧化应激、COX-2 活性以及癌胚抗原（CEA）表达。在 AOM 诱导的结肠癌模型中，木犀草素通过降低线粒体和呼吸链酶的活性、减少脂质过氧化和结肠癌黏蛋白耗竭灶以及改变糖共轭物的表达来发挥抗癌作用。同时，木犀草素能够减少肿瘤标志物，如谷氨酰转肽酶（GGT）、癌胚抗原（CEA）、基质金属蛋白酶 -9（MMP-9）以及 MMP-2 的表达[3]。

最近一项研究发现，9 种结构相似的新型黄酮，5- 羟基黄酮、6- 羟基黄酮、7- 羟基黄酮以及它们的衍生物 5- 丁氧基黄酮、5- 乙酰氧基黄酮、6- 丁氧基黄酮、6- 乙酰氧基黄酮、7- 丁氧基黄酮和 7- 乙酰氧基黄酮。6- 乙酰氧基黄酮、7- 丁氧基黄酮和 7- 乙酰氧基黄酮可显著增强肿瘤坏死因子相关凋亡诱导配体（TRAIL）诱导 SW480 和 SW620 结肠癌细胞发生凋亡的能力。另一种黄酮黄芩素（5,6,7- 三羟基黄酮）已被证明能抑制 ERK 信号通路，下调 Ezrin 上调 p53 通路相关蛋白 DEPP 和 Gadd45a，抑制人结直肠癌细胞侵袭和增殖，并诱导癌细胞凋亡[4]。

二、黄酮醇防治结直肠癌的体外及动物研究

黄酮醇是类黄酮的一个亚类，在各种水果和蔬菜中广泛存在，主要起防御 UVB 辐射和病原体感染的作用。研究最多的黄酮醇为山奈酚、槲皮素、杨梅素和漆黄素。洋葱、番茄、苹果、葡萄、甘蓝、生菜、浆果、茶和红酒是黄酮醇的丰富来源。

体外研究表明，槲皮素通过影响细胞周期的相关蛋白的合成诱导癌细胞周期停滞于 G1/S 期，从而以剂量依赖方式抑制人结肠癌 COLO320DM 细胞（癌前细胞系）生长。研究人员发现槲皮素可通过与 II 型雌激素结合位点（EBS）相互作用调节大肠癌细胞的生长。采用槲皮素处理 COLO 201、HT - 29、

WiDr 和 LS‑174T 人结肠癌细胞系后发现与前期研究结果一致，表明槲皮素对肿瘤细胞生长的抑制活性源于其对细胞周期从 G1 期过渡到 S 期的阻滞作用。此外，槲皮素能够通过下调 Akt 途径、β‑ 连环蛋白 /Tcf 信号以及 Wnt/β‑ 连环蛋白信号途径，抑制结肠癌细胞生长和诱导结肠癌细胞凋亡。槲皮素还可以通过重新分布细胞表面死亡受体，诱导线粒体依赖性肠癌细胞死亡[5]。

除了体外研究，动物体内研究也支持槲皮素对结肠癌的潜在治疗作用。研究发现，在 APC^Min/+ 小鼠模型中，槲皮素通过减少巨噬细胞浸润抑制 Hsp70 表达，发挥诱导抗结直肠癌效应。有趣的是，葡萄糖酸钠和槲皮素联合应用可以影响肠黏膜固有层吞噬细胞和炎症细胞浸润，降低氧化应激标志物表达水平，表明槲皮素对 DMH 诱导的小鼠结肠癌具有潜在有益作用。此外，钌‑槲皮素复合物也可以抑制 DMH 和 DSS 诱导 SD 大鼠结肠癌的 ACF 多重性、增生性病变，并提高抗氧化活性。但是也有研究显示，槲皮素在 AOM 诱导的结肠癌大鼠模型中表现出促癌作用。总体而言，大多数动物研究表明槲皮素在啮齿动物中具有抗癌作用[6]。

三、黄烷酮防治结直肠癌的体外及动物研究

黄烷酮是由黄酮衍生而来的各种芳香无色酮。黄烷酮以糖苷或苷元形式广泛存在于柑橘类水果中，具有抗炎、抗癌、降压、抗动脉粥样硬化和抗氧化作用。柚皮素和橙皮素是最丰富的苷元形式，而新橙皮苷和芸香苷是最常见的糖苷形式。圣草次苷是黄烷酮的芸香苷形式，在体内被代谢为圣草酚，再经肝脏的甲基化作用，圣草酚被代谢为高圣草素和橙皮素，这两种代谢物具有显著的抗癌活性。

研究显示，橙皮素对 DMH 诱导的雄性 Wistar 大鼠结肠癌具有剂量依赖性抑制作用。口服橙皮素可显著降低 DMH 导致的肿瘤发生、ACF 数量增加以及组织脂质过氧化。此外，橙皮素能够降低粪便和结肠黏膜细菌酶的活性，调节与结肠癌相关外源性代谢酶的活化。另有研究发现，橙皮素能够降低血管生成因子和 COX‑2 表达，抑制雄性 Wistar 大鼠肠道肿瘤血管生成，控制癌细胞增殖，诱导癌细胞凋亡。在诱导人结肠癌细胞 HCT‑116 凋亡方面，橙皮素衍生物比橙皮素具有更好的抗肿瘤活性。采用 soluthin‑ 麦芽糊精包埋 4,5,7‑ 三羟基黄烷酮的纳米微胶囊被证明可以增强柚皮素的口服生物利用度和治疗效果[7]。

柚皮素表现出在大鼠非转化肠隐窝中抑制结肠癌细胞生长的活性。有学

者研究了 4 种柑橘类黄酮和柠檬苦素混合物对 AOM 诱导 SD 大鼠结肠癌的影响。动物随机分为芹菜素饮食组、柚皮素饮食组、橙皮苷饮食组、川陈皮素饮食组以及柠檬葡萄糖/黄柏酮葡萄糖苷混合物饮食组和对照饮食组。所有处理组中，只有芹菜素和柚皮素能够降低甲氧甲烷诱导的异常隐窝灶多样性（HMACF），诱导癌细胞凋亡[8]。

四、黄烷醇防治结直肠癌的体外及动物研究

黄烷醇是具有 2- 苯基 -3,4- 二氢 -2H- 色烯骨架的苯并吡喃衍生物，其主要食物来源是茶。按质量计算，可可粉是黄烷醇的另一个丰富来源。

早期针对黄烷 -3- 醇儿茶素对结肠癌细胞 Caco-2 和 HT-29 以及大鼠未转化肠道隐窝细胞 IEC-6 研究没有发现儿茶素具有细胞增殖抑制作用[9]。

后来，研究发现 (+)- 儿茶素可用作结直肠癌的潜在抗癌剂。通过给予 C57BL/6J^{Min+} 小鼠膳食儿茶素（相当于人体每天 8mg/kg 儿茶素的剂量），能够显著减少肠道肿瘤体积和数量。儿茶素还可以通过整合素介导的肠细胞存活信号途径，包括肌动蛋白细胞骨架的结构变化和黏着斑激酶（FAK）酪氨酸磷酸化减少，阻止病变肠细胞进展到腺瘤阶段[10]。

还有数据表明，富含可可（12%）饮食通过防止氧化应激和癌细胞增殖以及诱导凋亡，抑制雄性 Wistar 大鼠 AOM 诱导的早期结肠癌发生。在此过程中，富含可可饮食会降低结肠中 AOM 诱导的 NF-κB 水平和促炎性酶（即 COX-2 和诱导性 NO 合酶）的表达。体外实验表明，可可多酚通过抑制 NF-κB 转运和 JNK 磷酸化控制肿瘤坏死因子 -α（TNF-α）诱导炎症的程度。在另一项使用 AOM 诱导结肠 ACF 模型的研究显示，大鼠巧克力饮食能够降低体内 COX-2 和 RelA（NF-κB p65 亚基）转录水平，抑制肠道细胞增殖和结直肠癌发展。最近，研究表明，在 AOM/ 葡聚糖硫酸钠（DSS）诱导的结肠炎相关癌症小鼠模型中，食用可可（5% 和 10%）可以调控小鼠肠道组织氧化还原状态并限制肠癌细胞增殖。除了减少炎症外，可可治疗还能增加 Nrf2 及其下游蛋白 NAD(P)H 醌脱氢酶 1（NQO1）和葡萄糖醛酸转移酶（UDPGT）表达，同时限制 IL-6/STAT3 的激活[11]。

在一项针对 10 种绿茶多酚对人肠癌细胞 HCT-116 和 SW480 抗增殖作用的研究中，各种茶多酚均以剂量依赖的方式发挥抗增殖作用，其中 EGCG 表现出的抗癌活性相对突出。从分子结构角度，两个紧密平行的芳香环和垂直于两个平行环的第三个芳香环在 EGCG 的结构特征中起主要作用。另一项研究

表明，移植瘤裸鼠注射 EGCG 可显著抑制异种移植人结肠癌细胞的生长（抑制率 58%）、微血管密度（抑制率 30%）和增殖（抑制率 27%）[12]。

有人提出泛素 - 蛋白酶体降解途径有助于降低人类结肠直肠细胞和 APC$^{Min/+}$ 小鼠中碱性成纤维细胞生长因子（bFGF）表达。EGCG 能够激活胰岛素样生长因子（IGF）/IGF-IR 轴，从而对 AOM 诱导的 C57BL/KsJ$^{db/db}$ 小鼠结肠癌前病变发挥了治疗作用。此外，在 APC$^{Min/+}$ 小鼠中，EGCG 增强了人参提取物和染料木黄酮的抗肿瘤发生作用。通过抑制 EZH2 功能，EGCG 诱导肠癌细胞周期停滞于 G0/G1 期。EGCG 可防止癌变过程中肠道菌群的改变，同时在 AOM/ 葡聚糖硫酸钠（DSS）诱导的结肠炎小鼠模型中增加益生菌（双歧杆菌、乳酸杆菌等）在肠道菌群中的丰度。EGCG 还可以通过抑制细胞增殖，诱导 Nrf2 核易位及自噬，增大肠癌细胞 HCT-116 对辐射的敏感性。此外，EGCG 还可以选择性诱导活性氧自由基（ROS）生成和染色体不稳定，触发肠腺癌细胞凋亡[13]。

五、花青素防治结直肠癌的体外及动物研究

花青素是使水果和花朵呈色的色素，是 2- 苯基苯并吡喃的糖基化多羟基或聚甲氧基衍生物。目前受到广泛关注的花青素主要有矢车菊素、锦葵素、飞燕草素、芍药色素和天竺葵色素等，它们主要存在于蔓越莓、黑醋栗、红葡萄、梅洛葡萄、覆盆子、草莓、蓝莓、越橘和黑莓中。

研究表明，在 AOM/DSS 处理过的 Balb/c 小鼠中，富含 1% 或 10% 花青素的蓝莓提取物可显著抑制结直肠癌的形成和生长。恩他卡朋是儿茶酚 -O- 甲基转移酶的抑制剂，研究发现恩他卡朋能增强花青素 -3- 葡萄糖苷、飞燕草素 -3- 葡萄糖苷以及富含花青素的葡萄提取物对 Caco-2 和 HT-29 细胞的生长抑制作用。高粱、黑小扁豆以及红葡萄的花青素提取物对 HT-29 和 HCT-116 细胞增殖的 IC50 值在 0.9 ～ 2.0mg/mL。它们通过减少抗凋亡蛋白（生存素、细胞凋亡抑制蛋白 -2 cIAP-2 以及 X 连锁凋亡抑制蛋白 XIAP）表达诱导细胞凋亡[14]。

巴西莓作为花青素的丰富来源，可防止结肠癌发生。2.5% 和 5% 喷雾干燥巴西莓粉可抑制结直肠癌发展以及由 DMH 和 AOM 诱导的雄性 Wistar 大鼠和瑞士小鼠肠道肿瘤细胞增殖和生长。冻干巴西莓还增加了结直肠癌大鼠模型中炎症和增殖负调控因子过氧化物酶体增殖物激活受体 α（Ppara）、肝癌缺失蛋白 1（Dlc1）、丝氨酸 / 苏氨酸激酶 3（Akt3）的基因表达[15]。

六、异黄酮防治结直肠癌的体外及动物研究

异黄酮是无色的多酚，被认为是主要存在于大豆和其他豆科植物中的类黄酮亚群。膳食中最常见的异黄酮主要是染料木黄酮、黄豆苷元和黄豆黄素。

用三种饮食分别喂养 10 只卵巢切除的 $APC^{Min/+}$ 小鼠和野生型小鼠，其中三种饮食包括 AIN76A 饲料 + 雌激素 E2、AIN76A 饲料 +0.01% 香豆雌酚以及 AIN76A 饲料 +0.1% 染料木黄酮。对照组接受（无大豆）AIN76A 饲料。研究发现，相对于 $APC^{Min/+}$ 小鼠对照组，雌激素 E2 和香豆雌酚对减少肠道肿瘤总数具有显著效果。然而，染料木黄酮并不能预防肠道肿瘤的发生。雌激素 E2 和香豆雌酚还可以使 APC 介导的肠细胞迁移和细胞间黏附缺陷正常化，并增加雌激素受体 β（ER - β）表达。体外研究发现染料木黄酮通过恢复 WIF1 表达来阻止肠癌细胞的侵袭和迁移，并通过抑制 Notch1/NF-κB/slug/ 钙黏素 E 途径介导的上皮间质逆转诱导癌细胞凋亡。大豆异黄酮通过调节多种凋亡相关基因表达，诱导人肠癌细胞凋亡，包括诱导 Bax、caspase-3、caspase-8、细胞色素 -c（Cyto - c）以及 p53 表达，抑制生存素和 NF-κB 的表达。另有数据表明大豆异黄酮 ME-143 单独使用或与 5- 氟尿嘧啶（5-FU）和奥沙利铂（抗肿瘤药）联用对肠癌细胞中 WNT/β- 连环蛋白途径具有抑制作用。ME-143 比染料木黄酮对 DLD1（遗传性非息肉病型结直肠癌）细胞增殖的抑制作用强 10 倍。此外，作为一种吡喃型异黄酮，高山金莲花素可以通过阻断由 RAD5 介导的 DNA 修复，发挥抗结直肠癌活性[16-17]。

第二节　类黄酮防治结直肠癌的临床研究

一、黄酮防治结直肠癌的临床研究

2008 年进行的一项前瞻性队列研究表明，黄酮芹菜素和 EGCG 的混合物可降低结肠肿瘤的复发率。这项研究比较了 56 名患者组成的对照组和 31 名接受类黄酮混合物治疗的患者。所有患者跟踪调查 3 ～ 4 年，并接受了非甾体抗炎药（NSAIDS）和阿司匹林的同时治疗[18]。

评估黄酮乙酸对晚期癌症有效性的 II 期临床试验结果表明，在 23 名晚期结直肠癌患者中，只有 1 名患者病情稳定。研究结果表明，使用黄酮乙酸治疗 6 周没有任何抗肿瘤效果。一项持续 26 年的大型前瞻性研究，调查了黄酮

亚类对结直肠癌风险的影响。在研究过程中，对 76364 名女性和 42478 名男性进行了评估，分别诊断出 1458 和 1061 例结直肠癌。黄酮的多变量调整风险比 RR=0.96，95％置信区间 [CI] 为（0.84，1.10）。研究得出如下结论：食用上述黄酮亚类中的任何一种都不能降低患大肠癌的风险[19]。

在一项病例对照研究中，将 1953 例结直肠癌患者与 4154 例急性非肿瘤性疾病患者进行比较，评价了黄酮化合物摄入与结直肠癌的相关性。研究结果表明，黄酮化合物摄入量与结直肠癌发病风险呈负相关。荷兰的一项队列研究评估了类黄酮与结直肠癌发病风险关系。这项研究对 55 ～ 69 岁的 62573 名女性和 58279 名男性进行调查分析，未发现膳食黄酮摄入量与结直肠癌终点之间存在任何关联。另一项针对 3234 名癌症患者的队列研究，得出的结论是芹菜素和木犀草素等黄酮化合物在预防癌症方面没有显著作用[20]。

二、黄酮醇防治结直肠癌的临床研究

2006 年的一项观察性研究表明，将化学疗法与姜黄素和槲皮素联合使用可减少家族性腺瘤性息肉病患者腺瘤性息肉的数量和大小。无论有无补充疗法（如阿司匹林或非甾体抗炎药），黄酮醇（如槲皮素）均可有效降低患结肠癌的风险。在一项针对 37 名接受化疗的结直肠癌患者的双盲随机对照临床试验中，100mg 漆黄素可改善结直肠癌患者的炎症症状，表明它是一种补充性抗肿瘤药。另一项包含 11 项前瞻性研究和 9 项病例对照研究的荟萃分析显示，黄酮醇化合物对结直肠癌没有显著影响[21]。

三、黄烷酮防治结直肠癌的临床研究

一项大型前瞻性队列研究评估了膳食类黄酮（包括黄烷酮）与结直肠癌风险的关系研究。在长达 26 年的时间里，每 4 年记录 76364 名女性和 42478 名男性的类黄酮摄入量。在随访期间，诊断出 2519 例结直肠癌病例（女性 1458 例，男性 1061 例）。黄烷酮的多变量调整 RR=1.07（95％ CI=0.95，1.21）。研究结果不支持这些黄酮亚类摄入与大肠癌患病风险降低相关[22]。

四、黄烷醇防治结直肠癌的临床研究

在一项包括 36 例结肠癌切除患者和 51 例息肉切除患者的前瞻性队列研

究中，长期服用 20mg/d 芹菜素和 20mg/d EGCG 混合物能有效降低结肠肿瘤切除患者的肿瘤复发率。对照组的赘生瘤合并复发率为 47%，接受治疗的患者为 7%。在另一项有关饮食中儿茶素与结直肠癌关系的队列研究中，调整潜在混杂因素 [包括体重指数（BMI）] 后结果表明，儿茶素总摄入量与结直肠癌之间没有相关性。此外，对 BMI 进行分层数据分析发现，超重男性和正常体重女性的饮食中儿茶素摄入与结直肠癌之间呈显著负相关。一项针对包括 1953 名结直肠癌病例（728 例直肠癌和 1225 例结肠癌患者）和 4154 例急性非肿瘤性疾病患者的病例对照研究显示，膳食摄入大量原花青素（儿茶素和表儿茶素的低聚物）与结直肠癌风险降低有关。但是，该研究存在一些局限性，例如随访时间短，缺乏常规测量依从性以及退出率高于预期等，因此结果存在不确定性[23]。

虽然有临床和流行病学数据支持膳食黄烷 -3- 醇与结直肠癌低风险之间存在关联，但这些关联并未在所有研究中得到证实。一项针对 34651 名艾奥瓦州绝经妇女（其中 635 例结肠癌和 132 例直肠癌患者）从 1986 年至 1998 年的前瞻性队列研究显示，儿茶素摄入与直肠癌发病风险呈负相关（OR=0.55，95% CI=0.32 ～ 0.95），但与结肠癌无显著相关（OR=1.10，95% CI=0.85 ～ 1.44）。另一项来自意大利 6 个地区的包括 1953 例结直肠癌患者（728 例直肠癌和 1225 例结肠癌）和 4154 例急性非肿瘤性疾病患者的多中心病例对照研究的数据显示，不支持任何类黄酮亚类与结直肠癌发病风险降低相关[24]。

综上所述，关于饮食中类黄酮亚类与结直肠癌关系的流行病学研究结果并不一致。针对 11 项前瞻性研究和 9 项病例对照研究的荟萃分析显示，在病例对照研究中，黄烷醇、原花色素、儿茶素可降低结直肠癌发病风险。

关于摄入富含黄烷醇的茶和可可与结直肠癌风险关系的研究很少。在日本东部的产茶区和饮茶区进行的一项前瞻性队列研究表明，在服用 ≥ 2.5g 绿茶提取物的人群中，癌症发病时间延迟。随机临床试验表明，每天摄入 0.9 ～ 1.5g 绿茶提取物持续一年，可显著降低异时性结直肠腺瘤风险以及复发性腺瘤的数量和大小。在一项大规模的前瞻性队列研究中，针对 38540 人进行 15 年随访发现，正常摄入绿茶与降低癌症风险之间没有关系。据报道，与巴拿马大陆人口相比，以富含黄烷醇的可可（超过 900mg/d）为主要饮品的库纳人，其心血管疾病和癌症发病率较低。但是，在北卡罗来纳州进行的一项腺瘤研究并未显示巧克力摄入与腺瘤性息肉和结直肠癌患病率较低之间有任何实质性关联。另一项研究也没有发现高巧克力饮食模式与大肠息肉、腺瘤或结直肠癌低风险存在关联。此外，法国的一项病例对照研究显示，巧克力摄入为结直肠癌的危险因素[25]。

五、花青素防治结直肠癌的临床研究

尽管一些研究支持类黄酮（尤其是黄酮醇和花青素）与结直肠癌低风险存在相关性，但一项涉及 76364 名女性和 42478 名男性的前瞻性队列研究中，卫生专业人员通过邮寄食物频率问卷（FFQ）收集所需数据，跟踪随访了 26 年。年龄调整后，类黄酮亚类中花青素摄入对降低男性患结直肠癌风险有一定贡献，但在女性中未发现显著作用。但是，这项研究不能完全支持花青素摄入与结直肠癌风险之间的明确联系。在意大利，一项针对 1225 名结肠癌患者和 728 名直肠癌患者为期 4 年的病例对照研究，通过食用特定亚类类黄酮，即黄酮、黄酮醇和花青素，可以观察到对降低结直肠癌风险的显著效果[26]。

六、异黄酮防治结直肠癌的临床研究

一项前瞻性横断面研究调查了营养素对 NF-κB 表达的影响，NF-κB 表达是细胞周期、炎症反应和致癌作用的参与途径。在这项研究中，在 2003—2004 年期间针对 24 例肠腺瘤或腺癌患者的饮食进行了监测。收集的数据表明，大量摄入黄酮、异黄酮、β- 胡萝卜素和一些其他营养素（包括 n-3 脂肪酸、纤维、维生素 E 和硒）的患者肿瘤组织和周围黏膜中的 NF-κB 表达均显著降低。该结果证实了营养素摄入对预防结直肠癌发展具有潜在影响[27]。

在一项病例对照研究中，研究人员通过 FFQ 收集 1953 例结直肠癌病例信息，评估其摄入 6 类类黄酮（黄酮、黄烷 3- 醇、黄酮醇、黄烷酮、异黄酮和花青素）的剂量，并记录病例在确诊肿瘤前 2 年的共同饮食。同时，以 4154 名无癌症病史的患者为对照进行同样调查。调查结果显示，异黄酮、花青素、黄酮和黄酮醇摄入与结直肠癌发病风险之间存在明显负相关[28]。

在另一项病例对照研究中，通过半定量食物频率调查表（SQFFQ）从 925 例结直肠癌患者中获得了饮食摄入信息。结果表明，大量食用包括异黄酮在内的豆制品可以降低结肠癌的发病风险。在一项交叉安慰剂对照研究中，对 34 名绝经后结直肠癌高风险女性补充大豆蛋白，评估异黄酮是否能降低血清中 IGF-Ⅰ和 IGF-Ⅱ浓度。补充疗法的持续时间为 8 周，服用药片中含有红车轴草来源的异黄酮。研究结果显示，异黄酮与 IGF 血清浓度降低没有关联。以往研究发现大豆产品对 IGF 血清浓度的影响，很可能是由大豆蛋白引起的，而非异黄酮[29]。

参考文献

［1］ Aranganathan S, Selvam JP, Nalini N. Effect of hesperetin, a citrus flavonoid, on bacterial enzymes and carcinogen-induced aberrant crypt foci in colon cancer rats: a dose-dependent study. J Pharm Pharmacol. 2008, 60(10):1385-1892.

［2］ Au A, Li B, Wang W, Roy H, et al. Effect of dietary apigenin on colonic ornithine decarboxylase activity, aberrant crypt foci formation, and tumorigenesis in different experimental models. Nutr Cancer. 2006, 54(2):243-251.

［3］ Manju V, Nalini N. Chemopreventive potential of luteolin during colon carcinogenesis induced by 1,2-dimethylhydrazine. Ital J Biochem. 2005, 54(3-4):268-275.

［4］ Bronikowska J, Szliszka E, Kostrzewa-Susłow E, et al. Novel structurally related flavones augment cell death induced by rhsTRAIL. Int J Mol Sci. 2017, 18(6):1211.

［5］ Ranelletti FO, Maggiano N, Serra FG, et al. Quercetin inhibits p21-RAS expression in human colon cancer cell lines and in primary colorectal tumors. Int J Cancer. 2000, 85(3):438-445.

［6］ Psahoulia FH, Drosopoulos KG, Doubravska L, et al. Quercetin enhances TRAIL-mediated apoptosis in colon cancer cells by inducing the accumulation of death receptors in lipid rafts. Mol Cancer Ther. 2007, 6(9):2591-2599.

［7］ Aranganathan S, Nalini N. Antiproliferative efficacy of hesperetin (citrus flavanoid) in 1,2-dimethylhydrazine-induced colon cancer. Phytother Res. 2013, 27(7):999-1005.

［8］ Sequetto PL, Oliveira TT, Maldonado IR, et al. Naringin accelerates the regression of pre-neoplastic lesions and the colorectal structural reorganization in a murine model of chemical carcinogenesis. Food Chem Toxicol. 2014, 64:200-209.

［9］ Martín MA, Goya L, Ramos S. Preventive Effects of Cocoa and Cocoa Antioxidants in Colon Cancer. Diseases. 2016, 4(1):6.

［10］ Maskarinec G. Cancer protective properties of cocoa: a review of the epidemiologic evidence. Nutr Cancer. 2009, 61(5):573-579.

［11］ Rodríguez-Ramiro I, Ramos S, López-Oliva E, et al. Cocoa polyphenols prevent inflammation in the colon of azoxymethane-treated rats and in TNF-α-stimulated Caco-2 cells. Br J Nutr. 2013, 110(2):206-215.

［12］ Hong MY, Nulton E, Shelechi M, et al. Effects of dark chocolate on azoxymethane-induced colonic aberrant crypt foci. Nutr Cancer. 2013, 65(5):677-685.

［13］ Saadatdoust Z, Pandurangan AK, Ananda Sadagopan SK, et al. Dietary cocoa inhibits colitis associated cancer: a crucial involvement of the IL-6/STAT3 pathway. J Nutr Biochem. 2015, 26(12):1547-1558.

［14］ Mazewski C, Liang K, Gonzalez de Mejia E. Comparison of the effect of chemical composition of anthocyanin-rich plant extracts on colon cancer cell proliferation and their potential mechanism of action using in vitro, in silico, and biochemical assays. Food Chem. 2018, 242:378-388.

［15］Fragoso MF, Romualdo GR, Ribeiro DA, et al. Açai (Euterpe oleracea Mart.) feeding attenuates dimethylhydrazine-induced rat colon carcinogenesis. Food Chem Toxicol. 2013, 58:68-76.

［16］Zhao X, Li X, Ren Q, et al. Calycosin induces apoptosis in colorectal cancer cells, through modulating the ERβ/MiR-95 and IGF-1R, PI3K/Akt signaling pathways. Gene. 2016, 591(1):123-128.

［17］Pintova S, Planutis K, Planutiene M, et al. ME-143 Is superior to genistein in suppression of WNT signaling in colon cancer cells. Anticancer Res. 2017, 37(4):1647-1653.

［18］Panche AN, Diwan AD, Chandra SR. Flavonoids: an overview. J Nutr Sci. 2016, 5:e47.

［19］Russo GL, Tedesco I, Spagnuolo C, et al. Antioxidant polyphenols in cancer treatment: Friend, foe or foil? Semin Cancer Biol. 2017, 46:1-13.

［20］Nimptsch K, Zhang X, Cassidy A, et al. Habitual intake of flavonoid subclasses and risk of colorectal cancer in 2 large prospective cohorts. Am J Clin Nutr. 2016, 103(1):184-191.

［21］Bobe G, Albert PS, Sansbury LB, et al. Interleukin-6 as a potential indicator for prevention of high-risk adenoma recurrence by dietary flavonols in the polyp prevention trial. Cancer Prev Res (Phila). 2010, 3(6):764-775.

［22］Rothwell JA, Knaze V, Zamora-Ros R. Polyphenols: dietary assessment and role in the prevention of cancers. Curr Opin Clin Nutr Metab Care. 2017, 20(6): 512-521.

［23］Hoensch H, Groh B, Edler L, et al. Prospective cohort comparison of flavonoid treatment in patients with resected colorectal cancer to prevent recurrence. World J Gastroenterol. 2008, 14(14):2187-2193.

［24］Simons CC, Hughes LA, Arts IC, et al. Dietary flavonol, flavone and catechin intake and risk of colorectal cancer in the Netherlands Cohort Study. Int J Cancer. 2009, 125(12):2945-2952.

［25］Nagano J, Kono S, Preston DL, et al. A prospective study of green tea consumption and cancer incidence, Hiroshima and Nagasaki (Japan). Cancer Causes Control. 2001, 12(6):501-508.

［26］Rossi M, Negri E, Talamini R, et al. Flavonoids and colorectal cancer in Italy. Cancer Epidemiol Biomarkers Prev. 2006, 15(8):1555-1558.

［27］Ravasco P, Aranha MM, Borralho PM, et al. Colorectal cancer: can nutrients modulate NF-kappaB and apoptosis? Clin Nutr. 2010, 29(1):42-46.

［28］Shin A, Lee J, Lee J, et al. Isoflavone and soyfood intake and colorectal cancer risk: A case-control study in korea. PLoS One. 2015, 10(11):e0143228.

［29］Vrieling A, Rookus MA, Kampman E, et al. No effect of red clover-derived isoflavone intervention on the insulin-like growth factor system in women at increased risk of colorectal cancer. Cancer Epidemiol Biomarkers Prev. 2008, 17(10):2585-2593.